AF502228

DU CULTE DES TOMBEAUX

ET DU DANGER DES INHUMATIONS DANS CERTAINS CAS

Recueillis et publiés par Xavier GAILLARD.

> « Oh ! combien on aime à voir cette tradition si pieuse, « si humaine, se transmettre d'âge en âge, et fonder chez « tous les peuples le culte, et en quelque sorte la religion « des tombeaux ! » (page 7)
>
> « Parmi les ressuscités de la mort apparente, plusieurs ont « raconté ce qu'ils éprouvaient, ils assurent avoir entendu « les discours qu'on tenait à côté d'eux, tandis qu'ils sen- « taient leurs membres liés et entièrement immobiles. On « a dit, il y a longtemps, que le sommeil est frère de la « mort. Qu'on se rappelle ces songes effrayants, où, comme « dans la mort apparente, le danger est très instant, et où « le pouvoir de se sauver ou de se défendre est anéanti. « Chacun de nous a éprouvé dans le sommeil ces fâcheuses « sensations.—La sensibilité peut s'être réfugiée au cerveau, « où l'on ne saurait l'y découvrir, ou au cœur que l'on ne « peut atteindre sans donner la mort. » (Pages 27 et 67
> Voyez aussi les journaux *l'Époque*, 17 décembre 1845 ; *le Siècle*, 21 décembre même année ; *la Patrie*, 30 mars 1849

***Prix* : 1 franc.**

PARIS

CHEZ L'AUTEUR, RUE DU CLOITRE-St-BENOIT, 24,

ET CHEZ LES PRINCIPAUX LIBRAIRES.

Septembre 1852.

BIBLIOTHÈQUE NATIONALE R.F. IMPR.

6374

Tc 54 44

INSCRIPTIONS LATINES

TROUVÉES DANS LES ANCIENS CLOÎTRES ET MISES EN QUATRAINS FRANÇAIS PAR FRANÇOIS DE NEUFCHATEAU.

De la prospérité n'envions pas les fêtes,
Du tissu de ses fleurs les tombeaux sont couverts.
La mort, chez les heureux, va choisir ses conquêtes,
Toujours un grand bonheur annonce un grand revers.

—

Nul bienfait n'est perdu, n'en doutez pas, humains.
Ces ruisseaux vont se joindre à leur source divine.
Et DIEU, dont tous les biens tirent leur origine,
Pour les distribuer daigne employer vos mains.

—

Les bienfaits avec eux portent leur récompense.
Donner pour recevoir, c'est se faire payer;
Et qui met un impôt sur la reconnaissance
Est moins un bienfaiteur qu'il n'est un usurier.

—

Vers l'honnête et le beau, vers le noble et le juste,
Élève, en tous les temps, ta pensée et ton vœu :
Et dans un corps mortel, logeant une âme auguste,
Conserve tout son lustre à l'image d'un DIEU.

—

Apprenez ce qu'est DIEU pour le chrétien sincère,
Dans la faim, dans la nuit, et dans la pauvreté.
DIEU lui sert d'aliment. DIEU même est sa lumière.
DIEU le revêt enfin de l'immortalité.

« Donner des lois à une nation est le fruit de la politique « et du courage; mais ramener chez elle des coutumes an- « ciennes et préférables à celles qu'elle a adoptées, c'est l'ou- « vrage d'une sagesse profonde, soutenue de la fermeté plus « grande. Dans l'un et l'autre cas, les dépositaires de l'auto- « rité publique doivent fermer les oreilles aux cris de l'intérêt « et de la prévention. Leur devoir est de faire du bien à leurs « semblables malgré toute leur résistance; surtout ils ne « doivent pas courir après de légers et frivoles applaudis- « sements. Bien mériter de leur patrie est l'unique but « qu'ils doivent se proposer d'atteindre. »

(Vicq d'Azyr.)

PRÉFACE.

La loi civile qui nous régit en défendant l'inhumation des morts, sauf les cas extraordinaires, avant quarante-huit heures et avant qu'un médecin se soit transporté au domicile du défunt pour s'assurer du décès et reconnaître les causes qui peuvent l'avoir amené, serait encore fort incomplète et bien loin d'atteindre le but que le législateur s'est proposé, si elle était exécutée à la lettre dans chacune des localités soumises à son empire; mais combien il est loin d'en être ainsi. Rien n'égale, en effet, l'extrême indifférence, ou plutôt l'étrange légèreté de la majeure partie des officiers de l'état civil en matière de constatation de décès, surtout dans les campagnes. Nous serions peut-être fort embarrassé si nous avions à citer dix communes où la loi française est en vigueur, et dans laquelle toutes ses prescriptions sont scrupuleusement observées. Partout on s'en remet à l'exactitude d'un commis subalterne pour la réception des déclarations de décès et pour la rédaction des actes destinés à le constater. C'est aussi le même employé qui délivre les permis d'enterrer que l'officier de l'état civil signe, la plupart du temps, sans se donner la peine de les lire. Et pourtant ne peut-il pas arriver que quelques-uns de ces permis soient délivrés vingt-quatre heures avant le décès et quelquefois beaucoup plus tôt, ou bien que des personnes, ayant intérêt à faire croire que la vie d'un individu a été plus longue d'un jour ou deux, en cachent la mort pendant le même espace de temps, et ne fassent qu'une déclaration tardive (1),

(1) Voir à cet égard les art. 77, 194 et 195 du Code civil.

dont il sera d'autant plus difficile d'établir la fausseté que la majeure partie des communes manquent de médecins appelés à constater le décès.

Tout ce que nous venons de dire des prescriptions de la loi, en ce qui concerne la mort des citoyens, s'applique d'une manière directe à ce qui concerne la constatation de leur naissance.

Il n'est donc pas douteux, pour nous, qu'un des premiers soins du législateur, au moment où il aura à s'occuper des réformes à introduire dans notre droit civil, ne soit d'entourer de garanties beaucoup plus fortes, de précautions infiniment plus minutieuses les deux moments les plus solennels de l'existence de l'homme.

« Constater la mort des citoyens est un devoir indispensable de toute société. Les gens de l'art peuvent, à la vérité, se convaincre plutôt que les autres de la réalité de la mort. Mais leurs fonctions auprès des vivants ne leur permettent pas, à beaucoup près, d'examiner tous les morts; et quelquefois même, la plupart ne voudraient porter un jugement absolu qu'après une exposition suffisante et une sage attente. C'est, en effet, par là qu'on se met à même de rendre à l'homme le plus grand service; car, d'une part, on lui assure sa vie dans toute sa durée naturelle, quelle qu'elle puisse être, quand lui seul ne peut y pourvoir; et, d'un autre côté, on le tranquillise, tout le temps qu'il vit, sur le malheur d'être un jour enterré vivant; malheur le plus épouvantable sans doute, et dont on peut croire que l'imagination la plus vive ne nous représente qu'imparfaitement la réalité, alors que sains ou malades nous respirons encore.

« Pour rétablir l'ordre en cette partie, on pourrait presque se contenter de rappeler des usages anciens que l'observation et un sens droit avaient vraisemblablement fait trouver peu de temps après la formation des grandes sociétés. On les voit conservés en partie chez quelques peuples modernes. Néanmoins les grandes connaissances de notre siècle nous procurent l'avantage de séparer le nécessaire de l'accessoire, et de voir ce qu'il y a de nuisible et de superflu dans les pratiques assez raisonnables de certaines nations, et dont nous donnons un aperçu dans notre ouvrage.

« Pourquoi d'ailleurs recourir à l'imitation quand on peut avoir la nature pour guide ? La meilleure législation doit être celle qui, plus conforme à la constitution de l'homme, est, pour ainsi dire, dictée par ses véritables besoins. Il faut s'occuper également de la sûreté des morts et des vivants, et ne point mettre en risque la santé des uns par égard et considération pour les autres. Mais on tenterait en vain d'épargner aux vivants tout aspect des morts, bien qu'il soit triste ; car sans leur exposition il est un grand nombre de cas où il est impossible de constater leur état (1). Le temps qu'il faut prescrire à la durée de l'observation doit suivre les proportions moyennes entre les extrêmes et les lois les plus ordinaires de la nature.

« Parmi ceux qui succombent aux maladies, il en est un très grand nombre qui sont parfaitement morts peu d'heures après la vie sensible ; et, à cet égard, nous croyons qu'il n'est pas inutile de rappeler ici que l'état de mort en comprend trois espèces qui paraissent semblables, bien qu'elles soient différentes. La première est la MORT RÉELLE, qui peut exister, mais dont on n'a pas encore la certitude : la seconde est la MORT APPARENTE, dont il n'est pas rare qu'on revienne : la troisième est un fond de vie réduite au moindre degré, insensible par conséquent ; fond qui subsiste depuis la fin de l'agonie, et qui se détruit peu à peu jusqu'à ce que la mort soit entièrement achevée et que nous nommons INTERMÉDIAIRE. Aussi, un médecin habile peut souvent porter son opinion dès le temps

(1) « Il est parfaitement démontré, dit M. le professeur Orfila, que des per-
» sonnes qui ont été regardées comme mortes sont revenues à la vie au mo-
» ment où on allait les ouvrir, ou les ensevelir, ou bien lorsqu'elles étaient déjà
« dans le cercueil et même dans la tombe. On peut assurer que plusieurs d'entre
« elles ne sont mortes que pour avoir été enterrées avec trop de précipitation.
« *Cette funeste méprise tient à la difficulté qu'on éprouve dans certaines circon-*
« *stances à distinguer la mort apparente.* »

de l'agonie et même auparavant : ce jugement est bien plus fondé après les quarante-huit heures qui doivent précéder l'inhumation. On peut donc par ces mêmes motifs, quand les corps sont sous l'inspection des gens de l'art qui les ont traités pendant la dernière maladie, surtout dans les grandes villes, ne point attendre que la putréfaction se soit entièrement déclarée pour procéder à l'ouverture des corps et à leur inhumation. Enfin, il est aisé de pourvoir efficacement, et à peu de frais, à ce qu'après les maladies les plus contagieuses, l'infection des morts ne puisse blesser les assistants. » (Voyez les notes des pages 23 et 67.)

En traitant avec tout le soin que le sujet comporte de l'extrême incertitude des signes de la mort, surtout chez les personnes qui succombent à la suite de maladies très courtes ou d'accidents quelconques, nous croyons avoir démontré, à cet égard, par quelques exemples d'inhumations précipitées, choisis par nous au hasard dans l'innombrable quantité de faits que nous présentent les annales de la médecine, quel immense intérêt il y a pour tous à ce que l'inhumation ne puisse avoir lieu avant le moment où la mort ne peut être révoquée en doute.

Nous n'avons pas fait plus pour ce petit livre que pour ceux déjà publiés. Lire avec soin tous les ouvrages des auteurs que nous avons pu nous procurer sur l'importante matière qui fait l'objet de cet écrit, en extraire avec une scrupuleuse attention une partie de ce qu'ils renfermaient de meilleur et de plus saillant, et le coordonner de manière à présenter au public un tout complet, tel est l'humble rôle auquel nous avons dû nous résigner. Puissent ces matériaux trouver leur place dans l'édifice qui doit s'élever un jour à la gloire de notre triste humanité !

DES VERTUS DE NOTRE ÉPOQUE

ET DE CELLES DE L'AVENIR.

« La vertu ressemble à une vierge aimable
« dont tout le monde admire la beauté, mais
« que personne ne veut épouser parce qu'elle
« n'apporte pas de dot. »

(Un anonyme.)

Ce n'est point par des mots que la bouche prononce,
Ou que la plume écrit que la vertu s'annonce,
Chacun le sait en soi, mais dans nos tristes lieux
L'exemple en est frappant dès qu'on ouvre les yeux.
Alors on entrevoit, comme à travers un prisme,
Les différents rayons de ce charlatanisme,
Que voilent si souvent de dangereux esprits,
Par d'éloquents discours et de brillants écrits.

Si l'éducation, seule dans chaque empire,
Doit adoucir le sort de tout ce qui respire,
D'où vient que les travaux de tant d'hommes instruits,
Qui tendent à ce but ne portent pas de fruits?
Hélas! rien n'est plus simple, on n'a de l'influence
Qu'avec le talisman qui corrompt la science :
Aussi quand l'art d'écrire a fui la vérité,
Que de maux, juste ciel! il en est résulté.

Considère partout la pénible indigence
Ne recevant de soins que de la Providence,
Au lieu de les trouver dans l'amour fraternel
Que prêchait aux humains le Fils de l'Éternel.
Ne désespérons pas, il est un Dieu suprême
Qui, père bienveillant, nous éclaire et nous aime,
Et la vie et la mort, objets mystérieux,
Sont pour l'œil de notre âme un miroir précieux.

Écoute bien ceci, riche ou dans la misère,
Ne va pas pour briller en ce monde éphémère,
Trahir et la patrie et ton cœur et ta foi,
Mais souviens-toi que Dieu tient l'homme sous sa loi.
Du feu de son amour pour voir une étincelle,
Crois-en ta conscience et ne suis jamais qu'elle,
Tu trouveras le prix de tes nobles efforts,
Et le calme du cœur, le plus grand des trésors.

Ah ! si chaque homme ouvrait et méditait ce livre,
Qu'il n'est donné qu'à lui de connaître et de suivre,
On verrait les vertus de nos premiers aïeux
Refleurir ici-bas pour mûrir dans les cieux.
Alors apparaîtrait le vrai christianisme,
Qui doit dans l'univers détruire l'égoïsme,
Rapprocher les mortels par la fraternité,
Et faire luire enfin l'auguste vérité.

En ces temps de progrès, sous des lois tutélaires,
Bientôt se tarira la source des misères;
Les humains, éclairés par l'éducation,
Cueilleront les doux fruits de la religion;
Et chacun à son tour, des demeures profondes,
Sortira pour aller dans un des autres mondes,
Sous une autre enveloppe auprès de ses aïeux,
Connaître et admirer les mystères des cieux.

X. G.

Noms des auteurs dans les ouvrages desquels on a puisé tout ce qu'on va lire :

Le C. .....
G. L. Bernard.
Caraccioli.
Thiery.
J.-B.-F. Carrère.
Antoine Portal.
Gardien.
Revues médicales.
François de Neufchateau.
L.-A.-C. de Taravel.
F.-M.-M. de Beaumont.
Young.

INTRODUCTION.

DU CULTE DES TOMBEAUX.

Oh! combien on aime à voir cette tradition si pieuse, si humaine, se transmettre d'âge en âge, et fonder chez tous les peuples le culte, et en quelque sorte la religion des tombeaux!

C'est l'instinct de la nature qui a présidé à l'établissement du culte des morts. Le cœur, la conscience, le sentiment, furent les premiers livres où l'homme apprit à en lire le sublime code. Quand on voudrait que la religion ne fût pas un sentiment naturel, eh! la nature ne suffisait-elle pas pour attacher les sociétés humaines à ce devoir? La religion nous apprend à respecter les morts; la nature à les chérir. La religion nous les montre sacrés, vénérables par les augustes prérogatives dont elle les décore; la nature nous met d'avance à leur place, et par pitié pour nous-mêmes, nous inspire de l'affection pour eux. La religion nous demande nos vœux et nos offrandes pour les morts, et, par la céleste communication des prières, établit une chaîne de secours qui, des profondeurs du sépulcre, traversant cette terre d'exil, s'élève dans les cieux, et va s'attacher au trône de la Divinité: la nature, en nous unissant aux morts par les regrets du passé et par la prévoyance de l'avenir, établit entre les générations diverses la plus touchante harmonie. Ah! sans doute la religion a perfectionné l'ouvrage, mais la nature l'avait commencé. Cette poussière qui couvre la dépouille du chrétien, la religion l'a divinisée, en la consacrant en quelque sorte, en nous la faisant voir associée au chef-d'œuvre de la création ; et cette pierre sépulcrale, sous laquelle gît l'héritier des promesses immortelles, dès qu'un homme sait se connaître, il l'entrevoit, comme au jour de la résurrection du Sauveur, qui se soulève et s'entr'ouvre pour laisser un libre passage à l'âme victorieuse de la mort, rompant ses nouveaux liens, et s'élançant dans la région du bonheur!

Ah ! quand les morts ne répondraient point à notre voix ; quand ils ne nous crieraient pas du fond de leurs tombeaux : « Ayez, ayez pitié de nous, vous, « du moins, qui fûtes nos amis, » la nature ne nous dit-elle pas avec une éloquence bien supérieure à tous nos discours : « Honore la cendre de ton père, si tu « as un fils ; d'un ami, si tu n'es pas seul dans la « nature ; de tes ancêtres, si tu ne crois pas mourir « tout entier (1) ; honore les tombeaux, puisqu'aussi « tu dois y descendre, et peut-être au moment où tu « n'y penseras pas. »

> Tel croit jouir demain de la beauté des cieux,
> Quand la mort dès ce soir lui fermera les yeux.

Mais ce n'est point par les liens du devoir que la nature a voulu nous attacher au culte des tombeaux. Providence inépuisable de la nature, j'adore ici ta maternelle bienfaisance. Je te reconnais à cet instinct céleste, à cette exquise délicatesse d'ineffables sensations, de plaisirs purs et vraiment délicieux dont tu as, en quelque sorte, parfumé les plus pénibles pratiques. Quelle admirable économie ! Comment une source de larmes devient-elle une source de jouissances ? Comment au sein des plus déchirantes pensées peuvent germer des affections de plaisir et de bonheur ?

(1) Croire que la mort n'est précisément que le déclin d'une machine organique dont l'homme soit entièrement formé, c'est être dépourvu, non-seulement de tout sentiment de religion, mais encore des principes naturels du bon sens ; car les païens mêmes étaient persuadés de l'immortalité de l'âme.

Ecrivain immortel, philosophe sensible, ô Platon ! toi qui pénétras avec tant de sagacité l'alliance du plaisir et de la douleur, j'invoque ton génie, non pour étudier la cause du mystère, mais pour en remercier la nature. Ah ! malheur à l'homme qui n'a jamais pleuré ! malheur à qui n'a jamais su céder à ce besoin involontaire que nous portons au fond de nos âmes, de *s'attendrir, de tomber dans les douces et ravissantes extases de la mélancolie ! Oh ! qu'on est loin de se connaître en jouissances quand on ignore celle de pleurer sur un tombeau, d'aller y rêver auprès de son ami, de s'abandonner comme s'il existait encore, comme s'il était là, comme s'il allait et nous parler et nous répondre, à ces tendres, à ces nobles épanchements qui font, en quelque sorte, la volupté du cœur ! s'occuper de ce qu'on a perdu, c'est en jouir encore :* et comme l'amant de la belle nature dirige, sans y penser, sa marche vers la rive fleurie de la fontaine voisine qui n'interrompt que par un doux murmure le silence d'à l'entour, de même l'âme sensible, occupée de ses regrets, se porte d'elle-même, et par un *charme* involontaire, vers le tertre funèbre. Ce sentiment vif et pénétrant agit sur nos organes, il y répand un baume de vie, il exalte notre imagination, mais sans efforts et sans ivresse ; *il endort le sentiment de nos propres maux*, et, réunissant le passé, le présent et l'avenir, il semble nous mettre en possession de l'éternité tout entière. *Cet état de langueur, on s'y complaît, on le prolonge ;* ces pleurs et ces gémissements, ils ont des charmes secrets ; cette mélancolie funèbre, on ne voudrait pas l'avoir. De là vint aux Chinois, *ce goût à la fois savant et délicat,* qui a fait tant d'admirateurs, de mêler des objets funèbres à des sites riants, à d'agréables paysages, afin d'attacher par l'harmonie des contrastes. Voilà pourquoi on *savoure avec tant de délices* certaines des nuits d'*Young* et les poésies de *Gesner*, où la grâce des images se trouve jointe à l'onction de la sensibilité, et ces chants du *barde calédonien*, ces poèmes d'*Ossian*, où les mâles beautés de la nature *embellies* encore par le *reflet de ces ombres guerrières errantes* parmi les tombeaux, comme *des météores dans l'espace des airs*, transportent le spectateur dans *un monde presque magique*, étalent à sa vue *tous les charmes de la nouveauté* et du merveilleux, et le jettent tour-à-tour dans les transports ravissants de l'enthousiasme, ou dans les douces rêveries d'une mélancolie voluptueuse. Comme à ces moments heureux et toujours trop rapides, le tombeau perd de ses horreurs et de ses difformités ! L'objet chéri s'agrandit à nos yeux : il nous apparaît dans des formes que la vérité avait peut-être trop effacées de notre esprit. C'est le phénix qui renaît de sa cendre, plus beau, plus radieux qu'avant son immolation ; la flamme du bûcher, allumé au feu d'un soleil épurateur, a consumé tout ce qu'il y avait de mortel ; la terre s'en parfume à l'entour ; et cette tombe qui cache une poussière, bientôt sans nom chez les vivants, *se transforme en un sanctuaire* où réside une divinité.

L'âme se retrempe dans ces méditations aussi graves qu'elles sont attrayantes : elles l'élèvent au-dessus des craintes dont s'empoisonne la pensée de la mort ; elles nous apprennent à bien vivre pour ne plus avoir peur de mourir. *Sous le feuillage pâle de ce beau saule pleureur*, où l'on aime *tant à songer à sa mère*, à son ami, *de ses mains* on se compose son tombeau ; *on couronne de fleurs son urne cinéraire* ; on voit de loin sa jeune famille accourir auprès du monument, et retrouver en les voyant les mêmes impressions physiques, les mêmes idées morales qu'on venait y recueillir soi-même.

Vous ne vous êtes point trompé, ô mon respectable ami, profond et ingénieux auteur d'Anacharsis, homme excellent, si digne *des bontés d'Arsace et de Phédime*, immortalisés par les hommages de votre cœur et les chefs-d'œuvre de votre génie ; et moi aussi, disiez-vous, je ne mourrai pas tout entier. Je vivrai donc, après que je ne serai plus, dans la mémoire des hommes qui me furent chers : la main de l'amitié, celle peut-être de la reconnaissance, viendra fermer mes paupières ; et, me survivant à moi-même dans les regrets de quelques amis sensibles, âme de leurs souvenirs, je me retrouverai quelquefois au milieu d'eux, ainsi que dans cet élysée que la Grèce imagina pour être l'habitation du talent et de la vertu.

Bien loin de nuire, comme on l'en accuse, aux sentiments nobles et courageux, la pensée de la mort vient toujours s'y mêler, ainsi qu'à tous les actes de la vie; mais s'y mêler, observez-le bien, pour les épurer, pour en aider l'énergie par un nouveau ressort, le plus puissant de tous; non pour affliger nos regards par l'image de la dissolution et des regrets qu'elle amène, mais pour les consoler par le doux reflet des espérances à venir. Cette pensée de la mort ne se présente jamais seule à l'âme sensible et vertueuse qui la médite : toujours elle est accompagnée du cortége brillant des palmes et des récompenses éternelles. Or, dites-nous si ce n'est pas le saint enthousiasme de l'immortalité qui fit, dans tous les temps, le foyer des grandes actions, l'égide le plus assuré de l'innocence, le frein le plus puissant du vice. Dites-nous quel autre sentiment enflamme cette brûlante ardeur qui précipite le héros dans les combats? Quelle autre inspire à la vertu ces sacrifices magnanimes dont l'immortalité seule est la digne récompense? Quelle autre féconde le talent, et fait éclore ces productions faites pour exciter les clameurs de l'envie et braver la durée des siècles; soutient dans ses pénibles veilles l'écrivain laborieux, et fait taire en lui le sentiment de tous ses besoins comme de toutes ses privations.

Enfin, lorsque ma dernière heure sonnera, puisse le souvenir de quelques bonnes actions voltiger autour de mon chevet, et se reposer doucement sur mes paupières! De tous les biens qu'il me faudra quitter alors, ce sera le seul que j'emporterai et que la mort n'aura pu me ravir. Puisse ma froide poussière, confondue avec celle des pauvres laboureurs, reposer en paix auprès de quelque ormeau solitaire où les petits oiseaux prennent plaisir à faire leurs nids, et au sommet duquel la colombe vienne quelquefois roucouler mélancoliquement au coucher du soleil ! Puissent les éléments de mon corps passer dans quelque aimable production de la nature, et devenus chèvre-feuille ou serpolet, paraître sous ces nouvelles formes, sur le sein des jeunes villageoises, et leur inspirer avec leur parfum l'amour de la vertu, du travail et de la simplicité ; tandis que mon âme incorruptible, échappée à la dissolution de la matière, planera victorieusement sur cette scène de destruction, qui ne saurait l'effrayer ; et jouira, dans quelque planète, de ce bonheur indéfini qu'elle entrevoit, et après lequel elle ne cesse de soupirer !

L'Auteur de la nature, ne détruisant point ses ouvrages, il n'est pas impossible que ces magnifiques planètes, dont nous ne pouvons deviner l'usage, et qu'au surplus quelques philosophes supposent habitées, ne deviennent un jour notre demeure. En effet, il semble que Dieu en exposant à notre vue ces astres, dans toute leur splendeur, nous crie du haut des Cieux : *Élevez vos regards, voici votre habitation future ;* et cette idée paraît entièrement conforme à ces paroles de saint Pierre : *Novos cælos, novam terram expectamus.... Elementa mundi purgabuntur ;* et à ces autres de saint Paul : *Nous serons ravis au-devant de* Jésus-Christ *au milieu des airs : Rapiemur obviam Christo in aëra.*

CHAPITRE PREMIER.

DES ANCIENS USAGES DANS LES ENTERREMENTS, ET DE CEUX QUE L'EXPÉRIENCE NOUS PRESCRIT D'ÉTABLIR POUR ÉVITER LES INHUMATIONS PRÉCIPITÉES.

L'inhumation ou le dépôt des restes humains dans la terre est la coutume générale de tous les peuples. L'incinération chez les Romains, l'embaumement chez les Egyptiens, ou telle autre pratique extraordinaire, n'ont été que des exceptions en faveur des hommes puissants ou recommandables dont les nations ou les familles ont voulu conserver les reliques par reconnaissance ou par vanité. Mais on peut dire que nulle société n'a su, aussi bien que la chrétienne, lier les hommes par une charité commune, unir le ciel et la terre, les vivants et les morts. De l'aveu même de ses ennemis, elle devait ses accroissements rapides, autant aux soins qu'elle avait des morts qu'à la pratique des autres vertus. Et véritablement l'amour et la reconnaissance et l'humanité qu'on témoigne aux morts supposent les qualités les plus sociables en ceux qui survivent. On peut donc considérer les tombeaux comme les extrémités de la grande chaîne qui joint ensemble les générations des hommes.

Si nous remontons au texte de l'Évangile pour ce qui concerne le sujet obscur des morts et des résurrections, quelques lignes de ce livre suffisent pour nous faire sentir les différences et les degrés de la mort, d'où émanent les principes qui peuvent éclairer notre conduite, en ce qui concerne les funérailles et les sépultures. L'on y voit aussi les usages pratiqués alors, et qui sont bons à suivre : *Conclamation* (1) auprès des morts récents ; ainsi qu'il est rapporté de la fille de Jaïre : exposition suffisante au logis ; transport aux sépultures *à visage découvert*, même pour les gens du commun ; ce qui se reconnaît au récit de la résurrection faite à Naïm ; pour les riches, des onctions, des tombeaux particuliers, etc. Et si nous lisons ces paroles adressées à un disciple par Jésus-Christ : « Laissez aux morts le soin d'ensevelir les morts, » qui ne s'aperçoit qu'outre le sens que présente ce passage (où les pécheurs et les infidèles sont comparés aux morts), on doit y reconnaître le précepte absolu de suivre une vocation céleste ; la plus grande religion consistant à y obéir aussitôt, et de préférence à tout ; le devoir d'ensevelir ses parents pouvant d'ailleurs être aisément rempli par d'autres ; qui ne s'aperçoit, dis-je, qu'il s'agit de coopérer sans retard à une mission divine, dont le chef lui-même, pour s'acquitter parfaitement de la sienne, n'a voulu ni des fonctions augustes de la royauté, ni de celle de juger les procès, quelque respectable qu'elle soit ; qui n'a même guéri miraculeusement les corps que pour mieux guérir les esprits. On ne peut voir de même, dans le reproche qu'il fait aux scribes et aux pharisiens, de bâtir des tombeaux aux prophètes et d'orner ceux des justes, que la condamnation de l'orgueil et de l'hypocrisie

(1) On entend par ce mot l'appel de la personne par son nom, répété plusieurs fois ; de même que celui des objets qu'elle a le plus chéris. Chez les anciens Romains, on faisait succéder à cet appel le son de la trompette, ou d'autres instruments.

des chefs de la synagogue, puisqu'en se mettant au-dessus de leurs pères qui avaient tué les prophètes, ils sont néanmoins tout prêts à les imiter, en persécutant le Christ et ses disciples.

Aussi la primitive Église se conformant, autant qu'elle l'a pu dans les persécutions, à la volonté connue de son fondateur, s'est spécialement distinguée dans les soins rendus aux corps des fidèles et surtout des martyrs.

Si nous jetons un coup d'œil sur notre siècle, on reconnaîtra qu'il n'est pas aisé de nous rendre propres les institutions louables de l'antiquité sacrée et profane, et de faire servir de leçons aux vivants les honneurs rendus aux morts; mais du moins il est possible, en laissant subsister sur l'objet des funérailles et des sépultures une partie des usages actuels, de faire aux autres des modifications raisonnables et assorties à l'état présent des choses.

La raison et l'expérience prouvent la nécessité des attentions qu'on doit avoir pour éviter les inhumations précipitées; ce serait donc une œuvre de justice et de bienfaisance si l'on formait, surtout dans les grandes villes, pour les *morts récents ou douteux*, ainsi qu'on l'a proposé nombre de fois, des dépôts ou lieux d'attente où les familles, après douze heures nécessaires pour s'acquitter des premiers soins envers les morts, auraient la liberté d'y faire porter ceux-ci pour y être exposés pendant un certain nombre de jours (1).

Ces loges d'attente seraient un secours commode pour une infinité de gens dont les intentions sont

(1) Avec de sages précautions, le transport aux lieux d'attente loin de nuire, comme on pourrait le croire, hâtera souvent le moment heureux où la mort incertaine se changera en vie certaine.

droites et les commodités trop petites, un secours, disons-nous, aussi efficace que facile dans son administration, et peu dispendieux. Quarante à cinquante loges peuvent suffire pour Paris : en supposant qu'elles coûtent environ 2,000 fr. chacune, c'est une somme de 80 à 100 mille francs une fois payée; ces établissements se soutiendront ensuite d'eux-mêmes. Combien de villes en province, de quatre à cinq mille habitants, peuvent se contenter d'une seule loge pour leurs morts ? elle n'y coûtera guère que trois ou quatre cents francs, souvent moins; quelquefois même on n'aura pas besoin de nouvelles constructions. Pourrait-on avoir du regret à de si légères dépenses lorsqu'il s'agit de respecter la vie des hommes, de conserver celle peut-être de nos proches, de nos amis, la nôtre même ?

Pour arriver à ce résultat, on aurait soin de choisir ou construire aux dépens des fabriques (1), près des églises paroissiales, en des lieux suffisamment aérés, même aux anciens cimetières s'ils sont spacieux et peu éloignés, un logement double fermé et couvert, dont la grandeur devrait être proportionnée au nombre des paroissiens : le devant serait partagé en deux parties, dont l'une pour les personnes du sexe serait grillée (2), le double, divisé de même, serait pour les hommes. Un poêle, ou mieux encore une cheminée

(1) Les hôtels-de-ville s'empresseraient d'ailleurs de venir en aide aux fabriques, soit en donnant l'emplacement, soit de toute autre manière. La simplicité, l'économie et quelques quêtes dans les paroisses achèveraient facilement d'atteindre le but proposé.

(2) La décence veut que cela soit ainsi. Quant à cette grille, elle peut n'être qu'en bois si les ressources s'opposent à ce qu'elle soit en fer.

commune les échaufferait tous deux pendant l'hiver, assez pour y entretenir une température modérée. Les petites paroisses qui sont voisines, pourraient se joindre plusieurs ensemble dans la même ville, pour former cet établissement. Un tronc mis à l'entrée recevrait les aumônes, dont moitié pour les frais et l'autre pour les pauvres qui seraient revenus de mort à vie. S'il est utile qu'on défende de rien exiger des familles quand elles se déclarent pauvres, il est fort bien que les gens aisés donnent à la fabrique une somme fixée pour chaque jour de l'exposition d'un mort; que ceux d'une fortune médiocre en fournissent une moindre, selon les lieux.

Les fabriques pourraient faire des abonnements avec les familles nombreuses : ou bien au lieu de ces taxes différentes, on augmenterait de quelque chose celle des pauvres, imposée sur chaque paroissien qui est en état de la payer. Les fabriques seraient aussi chargées de tout, même d'envoyer chez les morts pour les habiller, pour les transporter des maisons particulières dans les loges d'attente; enfin, de les faire conduire de là aux sépultures; et pour tous ces différents soins, elles n'auraient rien à exiger des parents ou des héritiers.

Ne serait-il pas à propos de placer une garde tout près de ces loges? Cette précaution serait très-sage à tous égards : au moindre soupir, au plus léger mouvement d'un de ces corps, on pourrait lui porter secours (1). Ne peut-on pas espérer de la charité des

(1) Il y a un usage suivi dans diverses contrées de l'Allemagne qui prouve quels soins l'on apporte à prévenir les inhumations précitées. Les personnes décédées sont placées à visage découvert à peu près comme sur des lits de [illegible]. Des cordons qui répondent à des

fidèles quelques libéralités, pour qu'il y ait de nuit un prêtre dans chaque loge, quand il y aura des morts? L'on n'exige point ici ces dépenses; le public y pourvoira sans doute, surtout dans les grandes villes, ainsi qu'à d'autres choses simplement utiles, par exemple, à procurer une lumière plus pure que celle d'une lampe pendant la nuit: quant au lieu de ces crimes de lèse-humanité, commis plus fréquemment qu'on ne le pense, dans cette mortelle détresse, le public, disons-nous, ne manquera pas d'y pourvoir lorsqu'il verra des moyens heureux employés pour conserver aux citoyens jusqu'aux dernières parcelles de leur vie.

Ne serait-il pas aussi à propos de permettre aux familles, et même à tout spectateur de protéger, de prolonger l'exposition des morts, lorsqu'aucun danger pour les vivants ne s'y opposera; car, c'est augmenter en quelque sorte leur *viabilité* naturelle; c'est vouloir que quelques-uns d'entre eux reviennent à vie, lesquels n'y seraient jamais revenus par les coutumes actuelles.

La pauvre humanité réfugiée dans nos hôpitaux nous conjure et nous crie que, dans les derniers moments, elle a un pareil droit à nos secours. Qu'on destine donc, en chaque hôpital, une chambre capable de contenir le nombre de petits lits suffisants pour y exposer les morts; que cette salle soit ouverte au public pendant tout le jour; qu'elle soit médiocrement échauffée par un poêle ou un feu de cheminée, dans les temps froids, et qu'on y suive les usages indiqués

sonnettes extrêmement faciles à émouvoir, sont attachés à leurs mains et à leurs pieds. De cette manière le plus petit mouvement ébranlerait la sonnette et attirerait la plus grande attention sur le défunt présumé, non encore privé de vie.

ci-dessus ; que pour le bien du service des malades dans ces hôpitaux, principalement lorsqu'il règne quelque épidémie, on permette d'enlever les sujets de leurs salles, peu de temps après qu'ils ont paru expirer, pour les mettre en celle des morts : bien entendu qu'ils y soient portés avec ménagement sur leurs matelas, et enveloppés de leurs couvertures, lesquels objets doivent toujours être préalablement échauffés afin de conserver la chaleur.

Ce que l'on vient de proposer doit être commun à toutes les maisons de charité, celles de force et les prisons.

C'est à la sagesse du gouvernement à décider s'il ne conviendrait pas aussi d'astreindre à une loi si humaine les communautés et les maisons religieuses de l'un et de l'autre sexe. En ce cas, ne faudrait-il pas exiger que leurs morts fussent exposés, ayant le visage découvert, à la vue du public, dans une loge intérieure près des portes de ces maisons? Y a-t-il d'autres précautions à prendre pour s'assurer qu'au fond de ces retraites, on se conforme aux ordonnances? Rendons cependant cette justice à ces maisons, que généralement les morts y sont mieux traités que dans le monde.

Ne suffirait-il pas, du moins, que dans les maisons, ou aux loges d'attente, et au temps du transport, les caisses ou cercueils ne fussent point fermés, mais cependant recouverts d'une gaze ou toile noire? On ne verrait pas les morts, nous dira-t-on, et néanmoins ils auraient de l'air pour respirer si la vie reparaissait. Un pareil usage serait certainement moins meurtrier que celui du cercueil fermé, quoique cependant le su.

jet ne jouirait pas ainsi d'un air absolument libre. Mais de quoi s'agit-il en ce moment? de distinguer les morts douteux des véritables. Agissons avec eux, comme nous le devons avec des personnes vivantes qu'il nous serait important de ne pas confondre : afin de les reconnaître mieux, leur mettrions-nous un crêpe, un voile sur le visage?

Un souverain donna, dans le courant du siècle dernier, des lois sur les sépultures d'après l'avis d'un conseil de théologiens et de médecins ; on y conservait aux ecclésiastiques les droits de n'être ni enfermés, ni cloués dans un cercueil : on le refusait aux laïcs. L'équité et le bon sens s'opposent à cette distinction. Les auteurs de ce règlement n'y ont peut-être vu qu'un honneur rendu aux prêtres, exclusivement aux autres ordres de l'Etat. On peut, si l'on veut, accorder à MM les ecclésiastiques, en ces occasions, d'autres privilèges ; mais celui-ci intéresse la vie des hommes, et tous y ont un droit égal.

Faut-il répondre à une autre objection, qui ne pourrait pourtant être faite que par la plus grande frivolité : ces expositions des morts, ces enterrements à visage découvert, ne sont pas agréables à voir. Eh! qui conteste que ces objets ne soient lugubres? Nous avons pu les voir par caractère sans effroi ; et ce ne sont point, nous pouvons le dire, nos terreurs particulières, mais des malheurs attachés à notre espèce qui nous ont mis la plume à la main. Ce n'a été que dans la seule vue d'augmenter parmi nous les sentiments de bonté pour nos semblables, de faire connaître et pratiquer des devoirs trop oubliés, d'épargner des crimes aux uns, à quelques autres des tortures inouïes, d'assurer la vie de tous, et quand enfin il faut mourir, de faire à nos concitoyens de dignes et surtout d'innocentes obsèques.

Je suis d'accord avec vous sur tout ceci, dira quelque homme pusillanime, cependant il n'est pas en moi d'empêcher que cet aspect des morts ne m'effraie. Je passe sous silence ce que la philosophie et la religion ont à vous dire sur ce point et sur la nécessité de sacrifier à la sûreté de tous des déplaisances momentanées ; mais je dirai : commencez par détourner les yeux de ce spectacle dans toutes les occasions où le devoir ne vous force pas d'être présent ; l'habitude fera le reste. Nous voyons, en effet, qu'en plusieurs contrées de l'Europe, on porte les morts aux sépultures à visage découvert ; et quoiqu'en France l'usage en ait cessé pour les laïcs, il subsiste encore en quantité de lieux pour les prêtres, les religieux et les religieuses. Le peuple accourt à ces enterrements, qui sont pour lui un objet de curiosité et non d'horreur. Les villages, bourgs et petites villes recevront donc, à cet égard et sans répugnance, les impressions qu'on voudra leur donner.

Mais, répliquera-t-on, ne faut-il pas du moins plus de ménagements pour les grandes villes, et surtout pour Paris ? Les tempéraments y étant plus faibles et l'imagination très mobile, n'y causerait-on pas trop d'effroi ? Je réponds qu'un peuple s'accoutume à tout, principalement quand il sait que c'est son avantage. Si pourtant on croyait ne devoir point changer tout-à-coup les coutumes actuelles, bien que dangereuses, on pourrait d'abord permettre simplement les enterrements à visage découvert à ceux qui le désireraient pour eux et pour leurs proches. Il est hors de doute que plusieurs demanderont d'user d'une liberté si naturelle et si utile. Les exemples en étant devenus fréquents, on en ferait, peu d'années après, une ordonnance générale.

Quelle que soit, dans les commencements, notre condescendance dans la pratique, gardons pourtant les principes ; n'oublions jamais qu'une exposition telle que nous l'avons décrite, continuée pendant tout le temps des funérailles, est généralement la sauve-garde la plus sûre des morts. Car, il est évident qu'il y a ici deux choses incontestables ; l'une, que plusieurs morts restent quelque temps incertaines ; l'autre que le moment où la vie peut reparaître est inconnu. Ne peut-elle pas se montrer, lors du convoi, favorisée du tumulte des rues, d'un air plus vif et des secousses que donnent les porteurs ou les voitures dans lesquelles on les transporte? Et ce serait alors que nous chercherions à cacher le retour de la vie ! On ne saurait trop le répéter : voulons-nous décidément le bien? détestons-nous sincèrement l'homicide et tout ce qui en approche ? consentons que nos morts aient le visage découvert ; permettons que cette espèce de miroir, qui représente si bien au dehors ce qui se passe en dedans de nous, ne soit jamais caché. Ainsi donc, selon nous, les morts, depuis le moment où ils ont paru expirer jusqu'à celui où ils sont mis en terre, ceux qui n'ont pas été publiquement exposés et qui laissent quelque incertitude, ne doivent point être dérobés à nos regards, soit au logis, soit dans la marche, soit à l'église. Tout ce qui tend à les soustraire à la vue des citoyens, s'oppose à cet important objet des funérailles, de constater la vie ou la mort (1).

(1) Il va sans dire qu'on excepte de ces dispositions les corps

On ne fait, après tout, que rappeler ici d'anciennes et sages coutumes, que l'indifférence, une fausse et ridicule politesse, des intérêts particuliers ont fait disparaître d'une partie de l'Europe. On peut voir encore, en cette matière ainsi qu'en d'autres, comment d'utiles et raisonnables usages cessent insensiblement, et font place aux abus. Les ecclésiastiques restent, par plusieurs raisons, plus attachés à l'antiquité que les laïcs, qui, d'ailleurs, en général, la connaissent moins. Lorsque ceux-ci s'avisèrent de cacher le visage, lors des funérailles, ils le tinrent du moins découvert au logis, puis à la porte, pendant quelques instants. On

morts de la petite vérole ou de fièvres véritablement malignes et contagieuses ; ceux qui ont le visage horriblement mutilé ; ceux qui sont dans un état de putréfaction, etc., etc., lesquels doivent être portés aux sépultures à visage couvert. Mais on ne devra procéder à aucun de ces enterrements qu'avec le certificat signé de deux personnes de l'art, dont au moins un médecin, et en cas d'absence; par trois notables qui ne soient pas héritiers, dans lequel certificat seront exprimés les motifs qui détermineront à cacher le visage lors du convoi. Il sera, en outre, affirmé que l'exposition au logis à visage découvert a duré au moins quarante-huit heures, le cas d'une putréfaction très grande excepté. — Ici, nous dirons cependant que si une fétidité dangereuse vient à se manifester lorsqu'on a gardé le corps pendant quelques jours, on la fait disparaître bien facilement. Pour cela, on met une bouteille de chlorure de soude dans douze litres ou bouteilles d'eau ordinaire : on trempe dans ce mélange un drap qu'on étend tout mouillé sur le corps; de temps en temps, on l'arrose avec cette eau chlorurée. Et quand même il ferait très-chaud, lors même que le défunt aurait beaucoup d'embonpoint et que la maladie à laquelle il a succombé serait d'une nature putride, ce procédé suffirait. Il réussirait encore, quand bien même la décomposition serait déjà avancée. Dans ce cas, lorsqu'il faut procéder à l'ensevelissement, on arrose de nouveau le cadavre d'eau chlorurée, afin de préserver de l'infection la personne chargée de ce dernier devoir.

en vint à ne plus le montrer nulle part ; et, ce qui fut le comble de l'absurdité, on le cacha peu de temps après les phénomènes de la mort. Un mal en attire aisément un autre. Dès qu'on ne voit plus le corps, à quoi bon le laver et lui donner quelques soins ? En quelques pays, cependant, on ôte encore le couvercle de la bière au moment qu'on va mettre le corps en terre : on le montre un moment à ceux qui se trouvent à portée. En d'autres lieux, on met une torche non allumée à la porte du malade qui vient de *trépasser ;* ce signe annonce qu'il y a un mort à la maison : tout le monde a la liberté d'entrer et de le voir ; cependant, peu d'heures après, on l'enferme dans le cercueil, et son état n'est pas suffisamment constaté, etc. Vous reconnaissez aisément, en ces variations mêmes, les vestiges et l'esprit des usages anciens et à peu près universels, qu'on a successivement abandonnés : on peut se convaincre que c'est sans motifs censés, mais par une ignorance grossière qui éteint toute réflexion. On nous permettra de dire, par occasion, combien n'importe-t-il pas de veiller généralement à la conservation des anciens rites, une fois admis et reconnus pour bons ? Ce qu'on y substitue, ne sert qu'à entretenir une nation dans le goût des nouveautés ; qu'à altérer ses mœurs, en lui faisant perdre de vue le but des institutions primitives : il est ensuite très difficile de les rétablir. Puissent les peuples raisonnables qui, dans cette partie des funérailles, suivent encore l'antiquité, puissent-ils, dis-je, retenus par ces considérations, garder leurs usages, qui ne respirent que l'humanité et une véritable politesse ! Mais pour nous qui, les ayant abandonnés, avons à les rappeler presque tous, si la force de l'habitude ou les préjugés l'emportaient, si nous étions obligés de composer avec eux et de nous relâcher, il faudrait, du moins, préférer les dispositions les moins vicieuses : par exemple, de couvrir légèrement le visage du mort seulement au temps du convoi ; de le laisser voir de nouveau tout le temps qu'on chante l'office et jusqu'à l'enterrement.

Il y aurait pourtant un moyen de cacher le visage du mort, et sans risque pour lui, dès le temps qu'on le porte hors de la maison ; ce serait de pousser plus loin l'exposition au logis, de façon qu'on ne pût douter de la mort On se contenterait donc alors de montrer le visage un instant à la porte de sa demeure, puis au moment même de l'inhumation, afin que le fait de sa mort et sépulture fût avéré et authentique. Mais la durée proposée en cet écrit ne suffit pas en quelques léthargies et en certains cas extraordinaires, pour exempter généralement de porter les morts aux églises et sépultures à face découverte ; on leur conserve par cette attention une dernière ressource dont il n'est pas juste de les priver.

Mais les morts qui, selon nos vœux, doivent être placés dans les loges d'attente, ne perdent guère à ce que leur visage soit voilé, lorsqu'on les transporte de leurs demeures à ces lieux d'observation. Aussi n'exige-t-on pas qu'on les y conduise à visage découvert. On sent la raison de ces différents procédés envers les morts : ceux-là vont être mis en terre ; ceux-ci sont menés à une exposition, où ils doivent rester pendant un temps convenable et sans être voilés. Nul risque pour ces derniers à ce qu'on les enterre même de nuit ou vers l'aurore ; cela sera plus commode dans les grandes villes.

On a senti, de tout temps, que rien n'était plus propre à faire reconnaître une vie cachée sous les apparences de la mort, que ces mêmes expositions pendant trois, quatre et sept jours, jusqu'à la fin des funérailles. L'histoire nous montre ces usages généralement répandus autrefois : on en voit encore une image dans les cérémonies observées à la mort des princes. Le peuple même nous la retrace encore, lorsqu'il traite d'*exposition* cette vaine parade funèbre qu'on voit dans les chambres et aux portes des maisons : mais un corps absolument caché sous les enceintes de linceuls, de planches et d'un drap mortuaire, ce corps, s'il n'est pas mort, que fera-t-il pour sa défense? La voix lui manque ou est trop faible ; il ne lui reste que des soupirs ou des gémissements plus ou moins étouffés ; nul besoin aussi pressant de briser ses liens, il ne le peut ; en vain chercherait-il à nous faire des signes, à nous émouvoir par le langage expressif des yeux ; d'avance on les a condamnés à la nuit perpétuelle du tombeau. On sait que l'ouïe est le dernier des sens intérieurs qui se perd en ceux qui vont s'endormir et en ceux qui tombent en *état de mort* ; mais lorsque ce sens subsiste, en cette dernière situation, à quoi nous sert-il le plus souvent? à augmenter l'horreur de la mort, à en recevoir cent pour une ; on entend prononcer son arrêt irrévocable et terrible dans ces ordres et ces préparatifs pour l'enterrement; on le sonne ; on y marche ; on est parvenu à la fosse meurtrière où notre imprudence a conduit, avant le temps, un de nos semblables !

Plusieurs, dans *l'état de mort*, jouissent des sens intérieurs, quoiqu'ils soient sans mouvement, par conséquent sans parole. Mais, s'ils pouvaient parler, ils prieraient encore les vivants qu'il y eût des défenses sévères de ne fermer ni clouer les cercueils chez les particuliers, qu'au moment même où l'on met les corps en terre ; qu'on ne les enfermât point non plus dans des sacs, dont on se sert dans les grands hôpitaux, qu'à l'heure destinée à les porter aux cimetières, et après leur exposition.

Parmi les ressuscités de la mort apparente, plusieurs ont raconté ce qu'ils éprouvaient ; ils assurent avoir entendu les discours qu'on tenait à côté d'eux, tandis qu'ils sentaient leurs membres liés et entièrement immobiles. On a dit, il y a longtemps, que le sommeil est frère de la mort. Qu'on se rappelle ces songes effrayants, où comme dans la mort apparente, le danger est très instant, et où le pouvoir de se sauver ou de se défendre est anéanti. Chacun de nous a éprouvé dans le sommeil ces fâcheuses sensations.

Un réglement, dans toutes les suppositions, est donc nécessaire. En effet, il n'est que trop vrai que nous n'avons ni lois suffisantes, ni usages raisonnables qui les remplacent sur cet objet. Combien pourtant il est intéressant et grave ! Il le serait extrêmement, quand il n'y aurait qu'un seul risque à courir ; celui de perdre une vie qu'on pourrait sauver : mais juste ciel ! quelle condition est celle de passer les dernières heures, ou les derniers jours de notre existence en ce monde, dans la douleur et le désespoir? Car, et la moindre réflexion suffit à nous le prouver, ni les recommandations les plus touchantes, ni les ordres les plus précis donnés de vive voix, ni le testament le mieux dicté ne peuvent nous garantir infailliblement d'un sort si déplorable. On peut être en voyage, et si l'on est chez soi, la personne qui a notre confiance.

est absente ou malade, les autres s'occupent de leurs legs, etc. C'est donc à une société vraiment humaine, à une police bienfaisante, qu'il appartient de nous défendre en ces derniers moments, et afin qu'on ne nous manque pas, quand notre tour sera venu, hâtons-nous de rendre à nos concitoyens, ces mêmes services, que nous aurons à demander pour nous.

Le principal remède à des maux qui sont tant à craindre pour tous, un remède à la fois innocent et sûr, est une exposition proportionnée aux différentes circonstances de la mort. Quoique l'homme doive s'accoutumer à une situation où il se trouvera plus tôt ou plus tard, il convient toutefois que ce spectacle soit le moins désagréable qu'il est possible ; qu'on l'abrège pour les familles quand elles le désirent, qu'on le supprime même absolument dès qu'il cesse d'être utile ou qu'il est effrayant. La simplicité des moyens et l'économie doivent concourir à faire aimer et respecter un plus bel ordre de choses. Il est à propos de ne pas trop gêner le public, et de se restreindre à ce qu'il y a de plus indispensable. S'il est toujours bien d'arrêter les méchants, on peut croire de la générosité du peuple, qu'il n'a péché jusqu'ici que par ignorance, et subjugué peu à peu par des usages, qui sous le voile de quelques commodités, cachent la plus noire perfidie. Ainsi dès qu'on l'aura instruit de ce qu'il doit véritablement à ses semblables, il se portera de lui-même, dans l'occasion, à étendre sa piété envers les morts au-delà de ce qui lui sera prescrit.

Un code défenseur des morts n'est pourtant pas si difficile à faire. Il faut conserver la vie dans toute sa durée, nulle difficulté sur ce point. Mais les limites de la vie ne sont pas toujours, à beaucoup près, clairement déterminées ; elle s'étend souvent au-delà de ce qui paraît ; ainsi, l'on s'occupe peu de maintenir ce qu'on croit absolument perdu. Opposons à l'ignorance et aux préjugés le précepte d'une charité éclairée ; nous traiterons tous les morts récents comme notre prochain : ils peuvent vivre encore ou revivre ; nous attendrons pour leur dire un éternel adieu, que l'auteur de la nature les ait séparés de la société. Ce que la réflexion et la théorie nous ont fait trouver pour remplir nos devoirs, en ces derniers moments, a été saisi et généralement mis en pratique par les anciens peuples. L'équité et la tendresse ont dicté ces soins si sagement employés ; ces lotions, ces liniments, ces parfums que nous lisons avoir été quelquefois prodigués par les Romains jusque sur les corps des esclaves ; de là encore cette *conclamation* universellement adoptée, le son des instruments, les pleurs (même de femmes gagées à cet effet) ; de là *ces justes obsèques*, pour nous servir d'une expression antique et vénérable ; obsèques où tous pouvaient reconnaître la personne à qui on les faisait.

Quant à nous, dans ce siècle éclairé, quelle est notre conduite la plus ordinaire ? Le seul mot de mort ou de mourant nous fait fuir ; on abandonne en ces moments, ce que l'on aimait le plus ; à peine daigne-t-on recommander à des mains serviles le soin de lui fermer les yeux. Ce mort nous pèse, nous embarrasse ; on croit que, pour servir notre fausse délicatesse, pour adoucir des regrets à peine commencés, il faut le cacher, le faire disparaître, à cause de l'effroi qu'il inspire ; on le place au plutôt dans l'éternel séjour des morts. Combien cependant ces procédés s'éloignent, ne disons pas d'un peu de tendresse, mais de la plus simple compassion ! Les faibles restes de la vie, les dernières ressources que la nature nous réserve, on les dissipe ; les signes qui pourraient nous montrer le véritable état des choses, nous faire distinguer d'une mort réelle une vie existante ou possible, on les empêche d'être aperçus. Ainsi la nonchalance, la mollesse, la peur plus que puérile du voisinage des morts, ont jeté insensiblement, sur ce qui les regarde, le plus grand désordre. Sans doute la nature a une secrète horreur de sa destruction et de ce qui la représente ; mais gardons-nous de ces terreurs paniques, si funestes en toutes occasions. Qu'un peu de réflexion nous arrête, et la raison nous fera voir des devoirs sacrés à remplir.

Quoique l'expérience de tous les jours nous enseigne que les signes de la mort sont équivoques, nous croyons cependant indispensable de faire connaître ici ceux que les hommes de l'art regardent comme les plus probables, et qui, dans les maladies, annoncent une mort prochaine.

CHAPITRE II.

DES SIGNES DE LA MORT DANS LES MALADIES.

Dans toutes les maladies quelles que soient leurs causes, la physionomie du mourant revêt un aspect particulier qu'Hippocrate a fort bien décrit ; la vérité de sa description a même fait donner à cet ensemble de signes la dénomination de face hippocratique. Le nez est pincé (acutus), les yeux sont creux, les tempes affaissées (collapsa), la peau du front dure, tendue et desséchée, ou bien couverte d'une sueur froide ; les oreilles froides et contractées, leurs extrémités renversées ; la couleur de la face pâle, noire, livide ou plombée. A ces caractères il faut joindre les suivants : « Poussière sur l'épiderme de la face, sur le nez, spécialement sur les poils des narines et des cils ; paupières affaissées, entr'ouvertes ; conjonctive ou blanc de l'œil terne ; yeux larmoyants, sans éclat, contournés de manière qu'on n'aperçoit presque que le blanc ; pupille ridée ; rebords orbitraires saillants ; joues déprimées au niveau de la racine des grosses dents de la mâchoire supérieure ; lèvres livides, flétries et tremblantes ; le menton comme le front ridé et aride ; sueur glaciale sur divers points de la face, spécialement autour des narines sur le front et sur les tempes. » (Monfalcon.)

La réunion de tous les signes que nous venons d'énumérer constitue la dernière période de l'agonie. Ils n'arrivent pas tous à la fois et d'une manière instantanée, et leur ensemble se rencontre seulement à la suite des maladies qui ont une certaine durée; il ne faut pas non plus les chercher dans les apoplexies, dans les asphixies qui frappent d'une mort subite tous ceux qui en sont atteints.

Il n'est pas nécessaire que tous ces signes soient réunis pour que la mort soit imminente. L'apparition de trois ou quatre seulement doit la faire regarder comme très prochaine dans les maladies de long cours, lorsque d'ailleurs ils se montrent chez des individus arrivés au dernier degré d'épuisement et de faiblesse.

Tout ceci, au surplus est relatif aux signes qui sont absolument mortels et qui se manifestent pendant ce court espace de temps qui constitue le passage de la vie à l'état de mort. Mais si nous nous éloignons de ces derniers instants et que nous cherchions par quels signes peut s'annoncer une mort inévitable plus ou moins prochaine, nous trouverons qu'ils sont aussi divers que les maladies elles-mêmes, et qu'à proprement parler, chaque genre de mort a, pour ainsi dire, sa physionomie particulière. Néanmoins il est des symptômes tellement saillants, tellement tranchés, tellement constants dans la plupart des maladies, quelque temps, des jours entiers même, avant la mort, qu'en les voyant apparaître on peut affirmer d'avance que le terme fatal n'est pas éloigné.

Ces symptômes se tirent de l'état du pouls, de la respiration, des dents, de la langue, de la vue, de l'odorat, du toucher, etc., etc. Nous allons signaler les plus apparents et les plus certains, laissant de côté ceux qui n'offrent qu'une probabilité éphémère, et dont la valeur ne saurait être appréciée avec quelque justesse que par un médecin observateur.

DU POULS. — L'augmentation de la fréquence du pouls annonce toujours que le danger de la maladie accroît. Le pouls d'un adulte lorsqu'il donne au-delà de cent cinquante pulsations par minute est presque toujours mortel.

Plus le pouls fréquent est petit, faible et inégal, plus le signe qu'il donne est mauvais (Landré B), mais plus le pouls fréquent est grand et fort moins il y a de danger.

Dans les diverses hydropisies du bas-ventre, le pouls qui est constamment dur, annonce l'inflammation de quelque viscère et un grand danger (Sprengel).

Dans les inflammations graves, le pouls mou, fréquent et irrégulier, est fort mauvais.

Le pouls grand est dangereux dans les apoplexies ; il indique une mort prochaine, lorsqu'après avoir été petit, il se développe tout à coup, et est accompagné d'un penchant irrésistible au sommeil.

Plusieurs médecins ont remarqué que le danger de toutes les affections soporeuses, principalement de la léthargie, augmentait en raison de la grandeur du pouls, chez les individus qui l'avaient auparavant ou petit ou médiocre. Lors donc que dans une léthargie quelconque, le pouls auparavant médiocre, devient sensiblement plus grand, ensuite très-grand, et qu'il frappe le doigt avec saccade; on peut prédire la mort, surtout si les symptômes de la maladie persistent au même degré.

Le pouls petit est très-dangereux après des douleurs violentes, le délire, les insomnies; il indique souvent le passage des inflammations à la gangrène et à la mort.

Le pouls qui devient insensible lorsque les forces sont épuisées par une maladie, annoncent une mort très-prochaine.

On a fait plusieurs volumes sur les signes tirés du pouls, on a classé ses divers caractères dans une foule de divisions assez exagérées quelquefois pour sentir le ridicule; ainsi, par exemple, on a distingué un pouls en forme de queue de souris (Myurus) : c'est celui qui fait sentir plusieurs battements qui se suivent rapidement, paraissent être joints ensemble, et deviennent toujours plus petits et plus faibles; il est regardé comme le signe précurseur d'une crise par les urines.

De la respiration. — S'il arrive dans le cours d'une maladie aiguë que le malade soit subitement saisi d'une extrême difficulté de respirer, au point de se faire appuyer sur des oreillers et de se soutenir assis, on doit en porter un fâcheux pronostic (Hippocrate). Dans les inflammations de la poitrine, on ne doit pas beaucoup espérer des malades qui veulent être assis sur leur lit, à cause de la difficulté qu'ils ont de respirer, et qui ne peuvent pas rester couchés, parce qu'ils se sentent suffoqués; ce signe est surtout dangereux lorsqu'on entend un sifflement dans la trachée-artère, et que le malade n'a pas la force d'expectorer. Dans ce cas, quoique le pouls paraisse bon, c'est un signe trompeur, il faut s'en méfier (Baglivi).

La respiration inégale est un mauvais signe dans les maladies aiguës; la respiration entrecoupée et la respiration intermittente sont très-dangereuses. Plus la respiration devient inégale et difficile, et plus le danger augmente.

Dans les inflammations de poitrine, lorsque la respiration devient stertoreuse (c'est-à-dire qu'elle produit une espèce de son qui imite assez bien le bruit de l'eau bouillante), et que les crachats s'arrêtent complètement ou ne sortent qu'avec peine, la mort est inévitable si l'expectoration ne se rétablit pas promptement (1); la terminaison fâcheuse est d'autant plus prompte que l'inflammation a été plus violente.

Dans les maladies chroniques avec épuisement des forces, l'haleine fétide est un mauvais signe; la mort est prochaine dans toutes les maladies, lorsque l'haleine est extrêmement fétide et cadavéreuse.

Des dents. — Le grincement et le claquement des dents qui s'observent pendant le sommeil des vieillards qui n'en éprouvent point ordinairement, annoncent qu'ils sont menacés d'apoplexie.

Dans les fièvres ataxiques les plus dangereuses, le grincement et le claquement des dents pendant la veille se manifestent souvent avec une grande violence; ils sont du plus funeste présage; quelquefois même c'est un des premiers signes inquiétants que l'on peut remarquer.

Les fièvres ataxiques étaient appelées autrefois *fièvres malignes;* elles sont marquées par des alternatives d'excitation et d'affaissement, avec les anomalies nerveuses les plus singulières.

De la langue. — S'il arrive que la langue soit sèche dès le commencement des fièvres ardentes, c'est pour

(1) Cette suppression est souvent le résultat de saignées intempestives principalement sur les vieillards.

l'ordinaire d'un très-mauvais augure; si la noirceur se joint à cette sécheresse, c'est un signe plus funeste; il est encore plus fâcheux que la langue, qui déjà était noire et sèche devienne dure et couverte de gerçures; et si les autres signes sont mauvais, on peut sûrement pronostiquer la mort.

Dans toutes les maladies aiguës, la couleur noire de l'enduit de la langue est un très-mauvais signe, lorsqu'il se joint à ceux d'une grande faiblesse.

Dans les fièvres éruptives (c'est-à-dire celles où il se développe sur le corps des boutons ou des pustules), la langue nette et très-rouge est un mauvais signe lorsque l'éruption est faite, et plus encore lorsqu'elle doit se faire.

C'est un mauvais signe dans les maladies aiguës, lorsque les forces étant déjà abattues, la langue, qui auparavant était chargée, devient promptement rouge et sèche. La langue contractée, retirée vers l'arrière-bouche et endurcie, est un des signes les plus fâcheux dans le même cas.

De la vision. — La vue double des mêmes objets, qui survient dans les fièvres hectiques avec un grand épuisement des forces, annonce une mort prochaine.

De l'ouie. — Dans les maladies aiguës et chroniques, la surdité, avec un grand épuisement des forces et d'autres mauvais symptômes, est un signe dangereux et le plus souvent mortel, si rien n'indique une crise.

De l'odorat. — La perte de l'odorat, accompagnée d'autres signes fâcheux, annonce un grand danger. Lorsque les malades affectés d'affections chroniques et très-affaiblis perdent l'odorat, c'est un signe mortel.

Il faut en dire autant du sens du toucher.

Des facultés intellectuelles. — Tout délire furieux, continu ou intermittent, annonce un grand danger.

La tête est affectée chez ceux qui ayant des causes de douleurs, n'en ont pas le sentiment ; et on doit craindre le délire, lorsque le malade a la parole plus prompte que dans l'état de santé, et qu'il lui survient une loquacité subite et plus libre que de coutume (Celse).

L'extrême faiblesse, le tremblement, un pouls très-mauvais ; des mouvements convulsifs, des yeux rouges et ternes, un vomissement de matières brunes, noires ; la langue sèche, tremblante ; les lèvres écartées, les dents antérieures couvertes d'une matière visqueuse, sèche, brune, noire ; une extrême altération dans les traits de la physionomie, sont les symptômes qui accompagnent le plus ordinairement le délire lorsqu'il tend à la mort.

Si le délire furieux cesse sans raison, c'est-à-dire si le malade reprend sa connaissance sans que ce changement ait été occasionné par quelque évacuation critique ou par quelque dépôt, et pendant que les symptômes funestes qui accompagnent le délire persistent, la mort du malade est très-prochaine.

La stupeur est un engourdissement général, une diminution du sentiment et du mouvement ; c'est ce que les Latins appelaient *Sopor* et les Grecs *Cataphora*. Le sommeil naturel est agréable, tranquille, léger ; il se fait pour la réparation des forces. La stupeur, le sopor, le cataphora, est un sommeil lourd et pesant qui contribue au dépérissement des forces, à l'augmentation de la maladie, et pendant lequel on éveille plus difficilement les malades.

Si un malade ayant la bouche, bien sèche, beaucoup de chaleur à l'habitude extérieure du corps, ne se plaint cependant pas de la soif; si on le trouve les pieds, les mains hors du lit, quoique froids ; s'il va à la selle ou s'il urine sans le sentir; s'il paraît ne prendre aucun intérêt à ce qui se passe autour de lui; s'il se comporte avec indifférence dans les scènes les plus attendrissantes, on doit conclure qu'il est dans la stupeur, que son cerveau est grièvement affecté. De tels signes annoncent le plus grand danger.

L'impossibilité d'avaler, le pouls très mauvais, la respiration gênée, stertoreuse ou excessivement rare; des mouvements convulsifs dans les doigts, dans les poignets, dans quelques muscles de la face ou dans ceux qui meuvent la tête ; le froid permanent des extrémités, la mâchoire inférieure pendante, la lividité des ongles et des bouts des doigts, des traces de lividité autour des lèvres, aux tempes, sont les signes qui, observés lorsqu'il existe une affection soporeuse, annoncent qu'elle va être terminée par la mort.

Dans toutes les maladies aiguës, la crainte de la mort elle-même est d'un mauvais présage.

Les hydropiques, les phthisiques et ceux qui sont dans un état de marasme, manifestent quelquefois une grande sécurité, sans qu'aucune amélioration dans les symptômes la motive ; cette sécurité est ordinairement un signe mortel.

Quand les malades, parvenus à la plus grande violence des maladies aiguës, soutiennent toujours qu'ils se trouvent bien, la mort n'est pas éloignée.

DE L'ATTITUDE DU CORPS. — Dans le sommeil de l'homme sain, les membres sont à demi fléchis, le corps repose ordinairement sur le côté droit, la respiration est douce, égale, un peu rare, enfin tout le corps paraît posé mollement.

Il est avantageux que le malade conserve l'attitude qu'il prend ordinairement dans l'état de santé.

Dans les fièvres les plus graves, les malades restent constamment couchés sur le dos. Cette attitude que l'on désigne souvent par le mot de *supination*, est le signe et l'effet d'une grande faiblesse. Dans ces maladies, lorsque l'abattement des forces est à son plus haut degré, le malade ne conserve aucune attitude, n'étant plus tenu et fixé dans son lit par l'action musculaire, il tend, par son propre poids, vers la terre; c'est en vain qu'on le hausse sur l'oreiller, il l'abandonne bientôt, parce qu'il est plus élevé, et il descend vers le pied du lit qui est plus bas. Quand les malades, couchés en supination, sont dans la nécessité de porter la tête en arrière, et qu'avec cela, la bouche restant entr'ouverte, les lèvres ne recouvrent pas convenablement les dents, il est rare qu'il ne s'en suive pas une terminaison fâcheuse.

DE LA TEMPÉRATURE DU CORPS. — Le froid qui dure longtemps et qui est accompagné des signes de forces épuisées est dangereux.

Le refroidissement excessif des extrémités, quand il est produit par des douleurs de ventre, est un mauvais signe.

Le froid des extrémités; des sueurs visqueuses, grasses, fétides; le pouls auparavant très petit, actuellement nul, après que la connaissance est revenue; tous ces signes, qui surviennent ordinairement dans les fièvres adynamiques, c'est-à-dire avec perte de forces, annoncent la mort,

DES HÉMORRHAGIES. La sortie du sang par les voies

urinaires annoncent quelquefois une crise; mais ordinairement on doit ranger ce signe au nombre des plus mauvais, quand rien, d'ailleurs, ne fait présumer que le malade soit atteint de la gravelle ou de calcul vésical, c'est-à-dire de la pierre dans la vessie.

Dans la petite vérole, il annonce une mort prochaine.

Un crachement abondant est toujours suivi d'une terminaison funeste dans la même maladie.

SIGNES DIVERS. — Dans l'apoplexie forte, les lèvres sont pendantes, ou au contraire constamment resserrées. Elles s'écartent à la manière des fumeurs de tabac, par l'action de l'air expiré, pour se refermer aussitôt ; c'est un état que l'on a désigné par l'expression de fumer la pipe.

Lorsqu'avec de mauvais signes, la lèvre supérieure est retirée et que l'inférieure est pendante et tremblante, la mort n'est pas loin. Quand les malades attaqués d'apoplexie forte ont la lèvre inférieure pendante, sans être disposés au vomissement, et quand ils fument la pipe, il est rare qu'ils guérissent.

Chez les phthisiques lorsque les cheveux tombent, c'est un très mauvais signe (Hippocrate). Il en est de même des défaillances et faiblesses, du cours de ventre et de l'enflure des jambes qui surviennent aux phthisiques parvenus à la troisième période de la maladie ; et quand les ongles se courbent, que les crachats deviennent sanieux, très puants ou qu'ils se suppriment, la mort n'est pas loin.

Les pustules qui paraissent par tout le corps, ou en quelque partie dès le commencement d'une maladie aiguë, sont dangereuses ; si elles sont rouges, livides ou noires, elles sont presque toujours mortelles.

Un battement violent et visible dans les artères du cou se remarque dans quelques maladies aiguës ; il est très dangereux quand, dans le même temps, la langue tremble, quand les yeux sont hagards et injectés, et que le malade témoigne une extrême sensibilité aux impressions de la lumière. Il donne lieu de craindre une congestion mortelle, c'est-à-dire une accumulation de sang dans les vaisseaux de quelque partie du corps ; le poumon et le cerveau sont ceux qui éprouvent le plus souvent les effets de la congestion.

On appelle MÉTÉORISME un état particulier dans lequel le bas-ventre est tendu, et en même temps un peu augmenté de volume. Lorsque le météorisme est joint à une grande sensibilité, à une vive chaleur du bas-ventre et à une suppression d'urine, il indique un grand danger.

Il y a aussi un météorisme insensible qui est encore plus fâcheux, on le distingue par la mollesse et l'insensibilité du bas-ventre, par la faiblesse de tous les organes, par des selles liquides très fétides, et quelquefois noirâtres, souvent même par des éructations également fétides. Ce météorisme est presque toujours mortel.

Une grande diminution du volume du bas-ventre à la fin des maladies violentes, et particulièrement des dyssenteries, annonce constamment une mort prochaine, lorsque cette diminution est jointe à d'autres mauvais signes.

Un peu avant et durant le frisson fébrile, les ongles deviennent pâles et bleuâtres. Dans les fièvres de mauvais caractère, dans les inflammations de poitrine, dans les phthisies, dans les hydropisies, dans les maladies du cœur, les ongles bleus, livides, noirs, accompagnés d'autres mauvais signes, annoncent une mort prochaine.

Le nombre de ces signes est certainement plus grand pour le médecin, qui, par la même raison, est aussi plus habile à donner à ceux que nous venons de mentionner leur valeur réelle. Il ne faudrait pas apporter une trop grande précipitation dans le jugement qu'on peut en tirer. Il faut considérer qu'un signe isolé, quelque grave qu'il paraisse, ne dit jamais rien tant il n'est pas joint à d'autres de la même nature ; que moins ces derniers sont nombreux, moins les déductions doivent être sévères ; enfin que le danger est toujours en raison de leur gravité intrinsèque et de leur multiplicité.

Nous allons maintenant examiner quels sont les épreuves ou les moyens qui peuvent nous aider à reconnaître l'existence de la vie et de la mort, lorsque l'une ou l'autre de celles-ci paraît douteuse.

CHAPITRE III.

ÉPREUVES AU MOYEN DESQUELLES ON PEUT S'ASSURER DE L'EXISTENCE DE LA VIE ET DE LA MORT.

Il est difficile qu'on se trompe lorsque les signes de la mort succèdent aux symptômes d'une maladie chronique; mais après des maladies aiguës, les apparences de la mort peuvent exister, quoique le principe vital ne soit pas éteint, et qu'il ne soit qu'arrêté, suspendu : alors les viscères ne sont pas essentiellement altérés, de sorte qu'il suffit de lever les obstacles qui restreignent le principe de la vie, pour qu'il reprenne et jouisse de toute son activité. En pareil cas on doit apporter la plus grande circonspection.

Les signes qu'on indique comme prouvant l'existence de la vie, se réduisent à un très petit nombre. On présente comme tels, une chaleur douce répandue sur le corps, la flexibilité des parties, la mobilité des articulations, l'exercice de la respiration, le pouls ou le battement des artères, et l'existence du mouvement du cœur.

Les trois premiers signes ne prouvent rien, ils sont très incertains, on les trouve quelquefois sur des sujets qui sont réellement morts, ils ne prouvent qu'autant qu'ils sont joints à un des trois derniers. Ce sont seulement des signes accessoires qui viennent à l'appui des signes principaux; leur présence ne peut servir qu'à rendre l'homme de l'art plus circonspect à prononcer l'existence de la mort, et le déterminer à employer les moyens propres à l'en convaincre avec plus de certitude.

La respiration est un signe certain de la vie ; elle ne peut avoir lieu qu'autant que la circulation du sang se fait; la circulation du sang ne peut se soutenir que par le mouvement du cœur ; la respiration suppose donc et prouve la durée du mouvement du cœur ; elle ne peut donc exister qu'autant que l'homme est en vie. Aussi la met-on toujours au nombre des signes certains de la vie, et compte-t-on sa suppression, sinon comme un signe certain de mort, au moins comme nécessaire pour pouvoir prononcer la cessation de l'existence. On ne doit point conclure cependant de sa cessation que le sujet est mort.

La pulsation des artères ou le pouls est également un signe infaillible de la vie ; elle ne peut avoir lieu sans la circulation du sang, et celle-ci ne peut se faire sans le mouvement du cœur, par conséquent sans que l'individu soit en vie. Aussi, ce signe est-il regardé comme le plus certain, est-il le plus recommandé, est-il toujours celui qu'on cherche le premier, est-il celui qu'on cherche dans différentes parties quand on ne le trouve point dans quelques-unes ; sa suppression est le signe qui donne le plus lieu de craindre que le sujet ne soit mort, sans que cependant elle soit une preuve certaine de la mort.

Le mouvement du cœur est le signe le plus certain de la vie, tout le monde en est d'accord ; ce serait perdre un temps inutile d'en faire la preuve. Ce signe ne présente point cependant un degré de certitude plus fort que les deux précédents ; ceux-ci ne sont regardés comme infaillibles, que parce qu'ils prouvent que le cœur conserve son mouvement.

C'est ici un signe qu'on ne trouve point toujours, quoique le cœur n'ait point cessé de se mouvoir ; la faiblesse du sujet est quelquefois si grande, et le mouvement du cœur si faible et si languissant, qu'on ne le sent point, ou qu'on ne le distingue que très difficilement.

La même chose arrive dans les cas suivants :

1° dans les cas, où, par les suites de quelque affection nerveuse, de spasmes très forts, de saisissements violents et imprévus, d'un froid extraordinaire et subit.

2° Dans les cas, où, par les mêmes causes, le système artériel se trouve resserré, comprimé, gêné, ne pousse point le sang avec assez de force dans le système veineux et dans les oreillettes du cœur, d'où il résulte des dilatations et des contractions incomplètes de ce viscère.

3° Dans le cas où, par une suite de la faiblesse, de l'inertie du système artériel, ou d'un obstacle qui s'oppose au cours libre du sang et à son retour, ce fluide revient au cœur en trop petite quantité ou avec trop peu de force et n'y produit que des dilatations et des contractions imparfaites.

4° Dans les cas, où, par l'épuisement du sujet, d'une hémorrhagie, d'une grande évacuation, la masse du sang est tellement diminuée, que ce fluide ne revient au cœur qu'en très petite quantité et avec un mouvement faible et languissant.

5° Dans les cas contraires de pléthore extraordinaire, soit absolue, soit relative, où le sang trop surabondant, ou trop raréfié, remplit avec excès la cavité des vaisseaux, oppose un obstacle à leur contraction, gêne ainsi leurs mouvements, n'en reçoit point par conséquent une impulsion assez forte, les parcourt avec difficulté, avec lenteur, arrive au cœur en moindre quantité et avec moins de force et n'y produit que des dilatations et des contractions faibles et languissantes.

La situation du malade empêche également quelquefois d'apercevoir les pulsations du cœur, qu'on distinguerait plus aisément en lui faisant prendre une situation différente.

Les signes certains de vie se réduisent donc aux pulsations du cœur, aux pulsations des artères ou au pouls, et à l'exercice de la respiration. Les autres signes ne sont qu'accessoires et ne présentent aucun degré particulier de certitude.

Il ne suffit pas d'être sur ses gardes dans les cas douteux, dans ceux où l'on peut confondre une mort apparente avec une mort réelle; il faut encore connaître les moyens qui peuvent nous éclairer sur l'existence de ces deux états. On ne saurait user de trop de précautions dans ces cas embarrassants où il s'agit de conserver la vie de ses semblables, où cette vie dépend absolument des soins, du zèle, de l'intelligence, de la sagesse, des lumières des ministres de la santé. Les épreuves qui tendent à cette fin sont extrêmement variés. Nous allons présenter un tableau succinct de celles qu'on a proposées, et qu'on observe ou qu'on doit observer.

Le pouls est la première chose que l'on cherche; quand on ne le trouve point, on applique la main sur la partie antérieure et un peu latérale gauche de la poitrine pour tâcher d'y découvrir les mouvements du cœur. Quand on ne trouve point ceux-ci, on examine s'il reste encore quelque mouvement de la respiration ; si l'on ne l'aperçoit point distinctement, on est dans l'usage d'approcher de la bouche la flamme d'une chandelle, un flocon léger de laine ou de coton, la glace d'un miroir : si la flamme et le flocon restent immobiles, si la glace ne se couvre point d'un léger nuage, on prononce que l'homme est mort ; on assure au contraire qu'il est vivant, si la flamme se meut en quelque sens, si le flocon s'éloigne ou s'élève, si un léger nuage paraît sur la glace. Quelques uns encore, après avoir étendu le corps sur le dos, placent un verre rempli d'eau sur la pointe xyphoïde ; si l'eau fait un mouvement, l'homme, disent-ils, respire, il est donc vivant ; si le verre et l'eau sont immobiles, il ne respire point, il est donc mort.

Telle est la marche que quelques personnes suivent encore ; mais elle est infidèle et insuffisante : il est aisé de s'en convaincre.

La méthode ordinaire est de chercher le pouls au bras, c'est-à-dire à l'artère brachiale ; le plus souvent on ne le cherche point ailleurs, quand on ne le trouve point dans cette partie ; mais il y a d'autres artères qui sont moins profondes ; dont il est par conséquent plus aisé d'apercevoir les pulsations, surtout lorsque celles-ci sont petites, faibles et languissantes ; telles sont les artères crurales, qu'on examine vers la partie supérieure de la cuisse, les artères temporales qu'on trouve aux tempes ; celles-ci sont les plus superficielles ; elles ont même l'avantage qu'étant situées sur une partie osseuse, qui résiste par derrière à leurs mouvements, qui repousse, pour ainsi dire, la colonne de sang qui y aborde, vers leurs parois extérieures, tout leur effort se porte au dehors ; leurs pulsations en deviennent plus sensibles au toucher. On peut encore chercher le pouls aux artères carotides ; celles-ci sont plus profondes; mais on les atteint facilement au moyen d'une pression un peu plus forte ; elles forment de gros troncs dont les pulsations doivent être plus fortes, plus décidées, plus développées, par conséquent plus sensibles. Les artères carotides portent le sang au cerveau et l'en rapportent; on les trouve sur les côtés de la partie supérieure du cou. Winslow indique cette marche, il veut qu'on cherche d'abord le pouls aux artères brachiales ; ensuite au pouce, aux tempes, aux carotides et aux crurales.

Si l'on trouve le pouls à quelqu'une de ces artères, il n'y a point de doute que l'homme ne soit vivant; mais le défaut apparent du pouls ne prouve point qu'il soit mort.

On cherche les battements du cœur en appliquant la main à plat sur la partie antérieure et un peu latérale gauche de la poitrine; mais les battements de cette partie peuvent exister sans qu'on les aperçoive; cela dépend quelquefois de la manière d'en faire l'examen. On laisse ordinairement l'homme qui paraît mort, couché sur le dos ; on ignore que le cœur étant appuyé ou entraîné sur le derrière, par son propre poids, ses battements portent plus sur la colonne vertébrale, que sur le devant de la poitrine, et que sa pointe ne peut frapper sur les côtes ou n'y frappe que très légèrement, cela doit arriver surtout lorsque les mouvements de cette partie sont faibles et languissants ; il est ainsi très difficile et souvent impossible d'en distinguer les pulsations. Si, au contraire, on met le corps entièrement sur le côté, les mouvements du cœur deviennent plus dégagés, plus libres, sa pointe parvient plus facilement jusqu'aux côtes et ses pulsations se distinguent beaucoup mieux. Enfin, on cherche ordinairement les mouvements du cœur du côté gauche, parce que la pointe de ce viscère se dirige le plus souvent vers ce côté; mais on doit ne point oublier que, dans quelques sujets, les pulsasations de cette partie ne s'aperçoivent quelquefois que du côté droit ; il est donc prudent de les chercher aux deux côtés. Winslow a fait toutes ces réflexions et a indiqué ces précautions.

Si malgré tout cela; on ne peut parvenir à distinguer aucune pulsation au cœur, on ne doit point conclure que l'homme est mort ; les mouvements de cette partie, nous l'avons déjà dit, peuvent être si faibles et si languissants qu'ils se dérobent à toutes les recherches.

La respiration s'aperçoit aisément au coup-d'œil : si elle existe, on ne peut douter que l'homme ne soit vivant ; mais elle est quelquefois si faible et si profonde, qu'elle devient insensible, et que l'œil et la main ne peuvent découvrir les mouvements les plus légers.

L'absence du pouls dans les artères n'est point un signe certain de la mort. Elles cessent de battre dans les asphyxies; on a vu des asphyxiés chez lesquels on n'a pu sentir les mouvements du pouls pendant plus de dix heures. Quelques médecins ont pensé que la circulation du sang continuait intérieurement ; mais cette assertion n'est pas prouvée : au contraire, il est probable que la circulation du sang est suspendue partout. En effet, le cœur ne peut-il pas cesser ses mouvements et ses pulsations pour les reprendre ensuite, comme cela arrive dans le cœur des animaux séparé de leur corps, lorsqu'on les agace par un *stimulus*? Il paraît que l'irritabilité, de laquelle dépendent les mouvements du cœur, se conserve en général avec la chaleur, mais la première peut s'éteindre beaucoup plutôt que l'autre.

Le pouls cessant successivement dans les artères, d'abord dans celles qui sont plus éloignées du cœur, l'artère radial ou celle du poignet sur laquelle on cherche le pouls peut avoir perdu son mouvement, lors même que les carotides, les axillaires, les inguinales et les crurales ont encore le leur. Des expériences sur les animaux vivants ont appris que ce même mouvement peut avoir lieu dans le cœur et dans le tronc des veines caves, lors même qu'il n'existe plus dans les artères.

Le défaut de respiration n'est pas un signe de mort. Mille faits prouvent qu'elle a été sensiblement suspendue dans des sujets qui ont été rappelés à la vie; les expériences qu'on a faites pour connaître si elle a lieu ou non, sont illusoires: celle d'un verre plein d'eau, placé sur le cartilage xyphoïde, ne prouve rien; une respiration, lente, faible, douce, n'est exécutée que par les légers mouvements du diaphragme; les côtes et le sternum sont alors immobiles. Après la mort, il peut survenir un mouvement spontané des matières contenues dans le canal alimentaire; les muscles et les téguments du bas-ventre peuvent être soulevés à diverses reprises, et si le verre plein d'eau était placé dessus, il serait mu, et l'eau s'écoulerait. Le résultat de cette expérience ne prouverait donc nullement que le sujet fût encore vivant.

Nous ne croyons pas non plus qu'il faille réputer pour

mort le sujet dont l'*haleine ou la transpiration pulmonaire ne ternirait pas le poli d'une glace*, puisqu'elle n'est pas quelquefois rendue sensible par cette épreuve, dans les personnes raidies par le froid, ni dans quelques unes affectées de certains maux de nerfs, et qui sont bien vivantes; ainsi la respiration peut n'être nullement apparente, sans pour cela que le sujet soit mort. — Winslow a fait voir qu'il sort quelquefois de la bouche des morts, des vapeurs qui ternissent la glace d'un léger nuage : on pourrait ainsi regarder comme vivants des sujets qui seraient réellement morts. Il faut ajouter que dans les cas d'une respiration très faible et très profonde, il ne sortirait aucune colonne d'air dans l'expiration, ou elle serait si petite et poussée si faiblement, qu'elle ne pourrait ternir la glace. Caugiamila regarde également cette épreuve comme incertaine.

Quant à la flamme de la chandelle et aux petits flocons très légers de laine ou de coton qu'on place devant le nez et la bouche du corps qui paraît mort, et dont nous avons parlé plus haut, cette expérience est également équivoque par les mêmes raisons que nous venons de donner sur la faiblesse de la respiration. Au surplus l'observation le confirme: des malades sont revenus à la vie quoique la flamme et les petits flocons soient restés immobiles.

L'insensibilité n'est pas même un signe de mort. Les vésicatoires, la moutarde et même les scarifications, ne l'excitent souvent pas dans des sujets atteints d'apoplexie, de léthargie ou d'asphyxie, qui néanmoins sont quelquefois rappelés à la vie : il suffit souvent que les nerfs éprouvent quelque compression pour que la sensibilité des organes dans lesquels ils se distribuent s'engourdisse et devienne nulle : mais cette compression vient-elle à cesser, ces organes peuvent recouvrer leur sensibilité primitive.

La raideur des membres n'est pas non plus un signe certain de mort, puisqu'il y a des sujets réellement morts dont les articulations sont flexibles, et qu'il y en a d'autres vivants dont les articulalions sont d'une raideur extrême. Les observations du célèbre Louis, qui a cru trouver dans la rigidité des membres un signe certain de la mort, n'ont point détruit ce point de doctrine ; elles ont prouvé seulement que, dans la plupart des cadavres, les articulations étaient raides, ce qu'on ne peut contester ; mais comme on en voit souvent chez lesquels elles ne sont point dans cet état, on ne doit point regarder la rigidité des membres comme un signe de mort, ni leur flexibilité comme un signe de vie.

L'affaiblissement de la cornée transparente de l'œil, et la formation d'une pellicule sur cette membrane, ont lieu dans la plupart des cadavres ; mais il en est, tels que les asphyxiés, les apoplectiques, qui ont les yeux saillants, pellucides et luisants comme pendant la vie.

Il résulte de ces détails que nous n'avons aucun signe qui prouve la mort avec certitude, que toutes les épreuves qu'on a proposées pour s'en convaincre, sont incertaines, infidèles, insuffisantes, que le défaut apparent des mouvements du cœur, du pouls, de la respiration ne prouve point que l'homme a cessé de vivre. On voit par conséquent combien on doit être circonspect pour porter un jugement, surtout dans les cas où cette mort, souvent apparente, survient subitement à la suite de convulsions, d'affections hystériques, d'asphyxie, de maladies courtes et violentes.

Cependant les épreuves précédentes étant insuffisantes, il reste encore des ressources; il reste des moyens qui peuvent rappeler le prétendu mort à la vie, si sa mort n'est qu'apparente. Il est de la prudence, il est même du devoir du médecin, du chirurgien de les employer; la religion, l'humanité, les fonctions auxquelles ils se sont consacrés, leur en font une loi sacrée; sans quoi ils s'exposent à devenir eux-mêmes coupables de la mort de leurs semblables.

CHAPITRE IV.

DES MOYENS DE RAPPELER A LA VIE LES PERSONNES QUI SONT DANS UN ÉTAT DE MORT APPARENTE.

Ces moyens sont ceux qui peuvent exciter, provoquer, ranimer les mouvements languissants et presque éteints de nos organes, surtout les mouvements des poumons et encore plus les mouvements du cœur.

On emploie pour cela l'insufflation à l'aide d'un soufflet ; on introduit le tuyau dans la bouche de l'individu en serrant ses lèvres autour de ce tuyau pour que l'air ne ressorte pas par la bouche, et en même temps on lui pince le nez pour qu'il ne ressorte pas non plus par là. Au lieu de mettre le tuyau dans la bouche, on peut le mettre dans l'un des trous du nez, on ferme l'autre trou et on empêche la bouche de s'ouvrir, en mettant au devant un mouchoir plié en plusieurs doubles ; ce moyen est quelquefois le seul possible, parce qu'il peut arriver que les mâchoires soient fortement serrées l'une contre l'autre, et qu'alors le tuyau ne puisse pas être introduit dans la bouche. En un mot, il faut toujours s'arranger de manière à ce que l'air puisse facilement être poussé dans le fond de la gorge, par le nez ou par la bouche, et qu'en même temps, il ne ressorte pas tout de suite, mais soit obligé de descendre dans la poitrine.

Si l'on souffle avec la bouche, comme on y est obligé quand on n'a pas de soufflet, il faut prendre les mêmes précautions pour empêcher que l'air ne ressorte aussitôt qu'il est entré. Au lieu de souffler avec la bouche en appliquant ses lèvres sur les dents du prétendu mort, ce qui, dans certains cas, peut être dangereux pour la personne qui fait l'insufflation, il est plus convenable et plus commode de se servir d'un tube quelconque, de toute espèce de bâton creux qu'on aurait sous la main, d'un canon de plume, d'une chenevotte, d'un morceau de bois de quenouille, etc.

Quel que soit le procédé que les circonstances permettent d'employer, on doit faire attention à ne pas souffler d'une manière continuelle. Si l'on se sert d'un soufflet, il faut, après l'avoir placé comme il a été dit, donner un coup de soufflet et retirer l'instrument ; quand il est dehors, on ne serre plus le nez du malade, puis on ouvre le soufflet pour le remplir d'air, on le replace, comme la première fois, dans la bouche ou dans le nez, et l'on donne un second coup, ainsi de suite, pendant plusieurs minutes, jusqu'à ce qu'on s'aperçoive que ce moyen opère bien et que le sujet commence à respirer tout seul ; il ne faut pas donner plus de dix à quinze coups de soufflet par minute. Il y a des inconvénients à souffler trop fort ; mais il faut cependant employer une certaine force, parce que, sans cela, l'air ne descendrait pas jusque dans la poitrine. Il faut aussi avoir soin que le coup de soufflet soit prolongé ; c'est-à-dire que si l'on se sert de ces petits soufflets ordinaires de salon, on doit, après l'avoir bien rempli d'air, le vider d'un seul coup dans la gorge du malade, cela vaut mieux que de souffler à petits coups.

Pendant qu'on emploie ce moyen, il faut prendre garde à un accident que voici : on sait que l'air que nous respirons entre dans la poitrine, puis en sort, mais ne va jamais dans le ventre. Or, lorsqu'on souffle de l'air dans la bouche, il faut savoir reconnaître si cet air rentre bien dans la poitrine ou s'il entre jusque dans le ventre, ce qui est un grand inconvénient. On reconnaît que l'air entre bien dans la poitrine, si l'on voit celle-ci se gonfler pendant qu'on le pousse, puis se dégonfler après qu'on a retiré le soufflet ; si, au contraire, au lieu de prendre la bonne route, l'air descend dans le ventre en passant par le conduit des aliments, on voit que le ventre se gonfle d'abord et puis ne se dégonfle pas au moment où l'on s'arrête de souffler ; on entend aussi des gargouillements dans le ventre, vers le creux de l'estomac ; enfin le ventre finit par être gros et tendu comme un tambour. Pour bien reconnaître tout cela, il faut ôter les habillements du sujet, ou du moins lui en laisser fort peu, et les arranger de manière à bien voir tous les mouvements et tous les changements de volume du ventre et de la poitrine. Si cet accident arrive, on renonce au moyen qui l'a déterminé.

En même temps qu'une personne souffle de l'air dans la poitrine, une autre peut pratiquer des frictions sur la peau de tout le corps, surtout sur la paume des mains, sur la plante des pieds, sur la poitrine, soit avec de gros draps, soit avec une brosse douce, soit avec un morceau de flanelle sèche ou imbibée d'un liquide spiritueux, tels que l'esprit de vin, l'éther, l'eau de cologne, etc. On peut employer plusieurs moyens à la fois, quand l'emploi de l'un ne gêne pas celui de l'autre. On se sert encore de tout ce qui peut produire une forte irritation, tout ce qui peut donner un ébranlement au genre nerveux ; on fait du bruit aux oreilles du prétendu mort, surtout un bruit aigu ; on chatouille fortement la plante des pieds ou la partie du sujet qu'on sait avoir été la plus sensible à ce genre d'irritation. On approche, de temps en temps, des narines des sels, des vinaigres très forts, ou de la vapeur de soufre, en enflammant des allumettes ; on excite les lèvres, l'intérieur du nez et de la bouche avec les barbes d'une plume ; on emploie des excitants âcres, stimulants, puissants, surtout spiritueux, des esprits et des sels volatils, on en frotte les tempes, on les met sous le nez, sur les lèvres, sur la langue ; on introduit des sternutatoires dans le nez, comme du sel ordinaire, des sels âcres, des liqueurs pénétrantes, de la moutarde, du suc d'oignon, du suc d'ail, du suc de raifort sauvage. Inutile de dire que l'on doit prendre toutes les précautions nécessaires dans l'emploi de ces divers médicaments, et qu'il faut toujours, autant que possible, recourir aux lumières d'un médecin ou d'un pharmacien.

On donne des lavements irritants. Les plus aisés à faire sont ceux-ci : on fait fondre quatre onces de sel dans un demi-litre d'eau, ou bien on mêle un plein verre de vinaigre avec trois verres d'eau ; et pour ne pas perdre de temps, il vaut mieux donner ces lavements froids que de les faire chauffer.

Quand on s'aperçoit que le cœur recommence à battre, ainsi que le pouls, que la respiration se rétablit, on suspend l'insufflation de l'air ; on fait avaler au malade quelques cuillerées de vin généreux ou d'eau-de-vie affaiblie , et l'on se contente de continuer les frictions et les moyens qui paraissent les plus convenables. Si la respiration après s'être un instant relevée , allait ensuite en diminuant , il faudrait recommencer à souffler de l'air dans la poitrine et redoubler de zèle. On peut avoir un grand espoir de rappeler à la vie l'individu quand sa respiration se rétablit bien, et surtout quand il reprend connaissance.

Lorsqu'on donne de pareils secours, il faut les continuer et y revenir plusieurs fois, quand bien même la mort apparente aurait eu lieu depuis plusieurs heures. On a vu des sujets revenir à la vie après 8, 10 et même 12 heures de soins non interrompus. Ces résurrections ont lieu ordinairement dans les cas d'asphyxies, notamment chez les noyés ; et à cet égard nous ferons remarquer ici que lorsqu'on retire ces derniers de l'eau, il faut bien se garder de les suspendre par les pieds pour les faire dégorger, ni de les secouer violemment pour les faire revenir de leur évanouissement.

Aussitôt qu'on a tiré une personne de l'eau on doit la transporter dans un lieu où l'on puisse avoir les secours nécessaires. Dans le trajet, qui peut se faire à bras, ou à l'aide d'une litière, d'un brancard, d'une voiture, etc., il faut que le corps soit étendu, légèrement tourné sur le côté et la tête plus élevée que les pieds. Cette position suffit pour que l'eau, qui pourrait intercepter l'air dans la trachée-artère, se dégage et s'écoule. Il ne faut pas oublier de visiter la bouche (1), il arrive quelquefois que du sable ou des ordures s'y introduisent. Avant de poser le noyé sur un lit, on lui ôte ses habits avec précaution ; on les lui coupe s'ils résistent ; afin de ne donner aucune secousse venant du corps. Le lit doit être plus élevé

(1) Cette précaution est surtout indispensable dans l'asphyxie des nouveaux-nés, afin de débarrasser la bouche des mucosités qui pourraient gêner le passage de l'air atmosphérique.

de la tête que des pieds. Il est à désirer qu'il soit bas, et qu'on puisse tourner autour pour faire plus aisément les manœuvres indispensables. Deux matelas posés à terre vaudront mieux qu'un lit. Lorsque le corps est nu il faut ouvrir les fenêtres, allumer un bon feu dans la cheminée, pour entretenir un courant d'air. On ne réchauffe le corps que lentement par les frictions sur le cœur, l'estomac, etc. Mais il faut avant tout chercher à rétablir la respiration en soufflant de l'air dans la poitrine, et enfin employer tous les moyens que nous avons indiqués pour rappeler le sujet à la vie.

Dans les autres espèces d'asphyxies, telles que celles causées par la vapeur du charbon de bois ou de braise enflammée, d'un air malsain, etc., etc., il faut exposer le malade au grand air sans craindre le froid qui, dans ce cas, ne fait jamais de mal ; on le déshabille, on le couche sur le dos en lui élevant un peu la tête et les épaules. Il ne faut jamais placer l'asphyxié dans un lit chaud. On tâche de lui faire avaler de l'eau vinaigrée ou de l'eau contenant du jus de citron ; on lui répand sur tout le ventre et sur la poitrine de l'eau froide à laquelle on peut ajouter du vinaigre. Après trois ou quatre minutes on essuie les parties mouillées avec des linges chauds, et deux ou trois minutes après on recommence à mouiller le corps comme la première fois. On a en même temps recours à tous les autres moyens pour rétablir la respiration, etc. Les lavements irritants, surtout, ne doivent pas être oubliés.

Après qu'on a mis en usage ce traitement, s'il a complètement échoué, on peut faire des scarifications ou des piqûres sur quelques parties du corps, sur les plantes des pieds, sur les cuisses, les bras, les épaules, on peut y appliquer même le feu. On taxera peut-être ces derniers moyens de cruauté ; mais ou l'homme est mort, ou il est encore vivant ; s'il est vivant, il s'estimera heureux d'être rappelé à la vie et d'en être quitte pour une souffrance de peu de durée. D'ailleurs tous ces moyens ont été employés souvent avec succès.

Une femme, dont parle Winslow, déjà enfermée dans le tombeau, revint à elle par les incisions qu'un voleur fit à son doigt pour lui voler une bague qu'on y avait laissée. Il parle aussi d'une dame qui fut rappelée à la vie par la vive douleur que produisit l'introduction d'une longue aiguille, qu'on enfonça profondément entre l'ongle et un orteil. Lancisi rapporte plusieurs exemples de morts apparentes dans lesquelles les prétendus morts ont été ramenés à la vie par l'application de fers rouges à la plante des pieds.

Les exemples pareils se multiplieraient à l'infini ; ils doivent donc engager les gens de l'art à ne négliger aucun des moyens précédents. Ils ne réussissent point toujours ; mais Winslow observe avec raison que, quoiqu'ils ne produisent aucun effet, on ne doit point précipiter son jugement et conclure que l'homme a cessé de vivre. Au surplus la charité ne perd tout espoir que lorsque la mort, étendant ses ravages d'une manière visible, la dissolution commence.

CHAPITRE V.

Corollaires généraux.

Les conséquences qui dérivent des preuves et des observations précédentes servent à poser des principes dont l'évidence est démontrée. Nous allons en présenter un tableau succinct sous la forme de corollaires.

1.

Le mouvement du cœur suffit pour soutenir la vie, quoique même il soit insensible.

2

Toutes les autres fonctions peuvent cesser sans que l'homme cesse de vivre, pourvu que le mouvement du cœur se soutienne, quelque faible et languissant qu'il puisse être, et quoique même insensible.

3.

Si le mouvement du cœur paraît éteint et l'homme mort. On ramène celui-ci à la vie, si l'on peut ranimer ce mouvement.

4.

En ranimant la respiration, on rappelle également à la vie l'homme qui paraît mort, parce qu'on ranime ainsi le mouvement du cœur.

5.

Le mouvement du cœur étant ranimé, les artères reprennent leurs mouvements et leurs pulsations, et le pouls se développe de nouveau.

6.

Le mouvement des artères, par conséquent le pouls, ne constitue point la vie, mais en prouve l'existence, en prouvant que le cœur conserve ses mouvements.

7.

La pulsation d'une seule artère suffit pour prouver la vie.

8.

Le mouvement du cœur, celui des artères, par conséquent le pouls, et la respiration peuvent subsister sans être sensibles, et cela suffit pour soutenir la vie.

9.

Par conséquent, l'abolition apparente du mouvement du cœur , de celui des artères , du pouls, de la respiration, du mouvement, ne prouvent point la mort.

10.

La froideur , la raideur, l'inflexibilité des membres ne prouvent point la mort.

11.

La chaleur douce, la flexibilité , la mollesse des membres ne sont point des signes de vie, mais ce sont des accessoires qui peuvent faire espérer qu'il sera possible de rappeler l'individu à la vie, et engager le médecin à employer les moyens qui peuvent y conduire.

12.

Il n'y a point de signes certains de la mort.

13.

Malgré tous les signes qui peuvent indiquer la mort,

on ne doit point désespérer de la vie du sujet, surtout à la suite de maladies très aiguës ou d'accidents courts ou très violents.

14.

Dans tous les cas, principalement dans ces derniers, on doit user de beaucoup de prudence et de circonspection dans le jugement qu'on doit porter sur l'existence de la mort.

15.

Avant de se décider, on doit employer les moyens qui peuvent ranimer l'individu et le rappeler à la vie.

16.

Ce n'est qu'après cela, même encore après un certain temps, qu'on peut se permettre de soumettre le cadavre à des dissections anatomiques, de lui faire l'opération césarienne, de l'ouvrir pour l'embaumer, de l'enterrer, même de l'enfermer dans le cercueil.

17.

Toutes ces précautions ont été conseillées d'une manière impérative par plusieurs maîtres de l'art, par Lancisi, par Winslow, par Terillo, par Zachias, etc. Elles sont dictées par des principes de prudence, d'humanité, de charité chrétienne, de religion ; elles sont fondées sur une expérience de tous les siècles ; elles répondent au vœu de la nature, au vœu qui doit être inné dans le cœur de l'homme, du citoyen, du ministre de la santé, du ministre des lois, du ministre du Seigneur. Il serait à désirer que les lois de l'Eglise et celles de l'Etat se réunissent pour les faire observer sous les peines les plus sévères. On pourrait ainsi voir revivre beaucoup de sujets qu'on enterre vivants, qui reviennent à eux dans les horreurs du tombeau, et qui meurent réellement dans les angoisses de la rage et du désespoir.

« Qu'on se peigne, dit l'auteur de l'article *inhumation*, dans le *Dictionnaire des sciences médicales :* qu'on se peigne la situation d'un malheureux enseveli vivant, qui se réveille dans le séjour de la mort! ses cris ne frappent point les airs et aucune voix humaine ne les entendra. En vain il veut déchirer le linceul dont ses membres sont enveloppés; en vain il tente de repousser la masse de terre qui pèse sur son cercueil ; meurtri, épuisé, il éprouve toutes les angoisses du désespoir, et cédant à la rage et à la faim, il ronge ses bras qui ne peuvent l'arracher de son horrible destinée ! »

Et c'est votre père, votre mère, votre femme, votre ami, votre enfant, l'être qui vous était si cher, qui vous a tant aimé, que votre insouciance condamne à un aussi effroyable supplice !....

Du moins, dans votre empressement à vous débarrasser des restes qui vous paraissent inanimées, achevez auparavant l'œuvre de la maladie. Certes, l'abbé Prévost, célèbre romancier du siècle dernier, frappé d'apoplexie, dans le bois de Chantilly, et tiré de cet état par le scalpel d'un chirurgien imprudent, périt tout à fait, et ne fut pas mis vivant au tombeau.

Il est surtout diverses genres d'affections qui exigent les plus grandes réserves, tels sont les suivantes :

La syncope hystérique, qui se prolonge quelquefois pendant vingt-quatre heures, offre tellement les apparences de la mort, telles que le célèbre et infortuné Vésale s'y est mépris, et avait déjà porté le scalpel dans le corps d'une dame espagnole qu'il croyait morte et qu'il se disposait à ouvrir, lorsque les cris qu'elle poussa aux premiers coups de cet instrument, l'avertirent qu'elle était seulement attaquée de syncope hystérique (1).

Le fait rapporté dans le *Journal des savants*, pour l'année 1745, prouve que la syncope peut se prolonger bien plus longtemps. La femme d'un colonel anglais (milady Russell) était si tendrement aimée de son mari, qu'il ne put se persuader qu'elle était morte. Il la laissa dans son lit beaucoup au-delà du temps prescrit par l'usage du pays (qui est de quarante-huit heures) ; et quand on lui représenta qu'il était temps de l'enterrer, il répondit qu'il brûlerait la cervelle à celui qui serait assez hardi pour vouloir lui ravir le corps de sa femme.

Huit jours entiers se passèrent ainsi sans que le corps présentât le moindre signe d'altération, mais aussi sans qu'il donnât le moindre signe de vie. Quelle fut la surprise du mari, qui lui tenait la main, qu'il baignait de ses larmes, lorsqu'au son des cloches d'une église voisine, Milady se réveilla comme en sursaut, et se levant sur son séant, dit : voilà le dernier coup de la prière ; allons, il est temps de partir. Elle guérit parfaitement et vécut encore longtemps.

Le médecin Winslow, qui poussa sa carrière jusqu'à quatre-vingt onze ans, avait été deux fois cru mort, deux fois enseveli, et heureusement rappelé

(1) Les femmes et les enfants sont généralement exposés à une foule de maladies qui simulent la mort. Les familles et les hommes de l'art ne sauraient donc jamais trop prendre de précautions, lorsqu'il s'agit d'enterrer ou d'ouvrir le corps d'un sujet quelconque.

5

chaque fois à la vie avant l'inhumation. Les accidents dont il avait failli devenir victime, l'ont déterminé à faire, sur l'*incertitude des signes de la mort*, un ouvrage trop peu répandu en raison de son utilité. Il y a consigné une multitude de faits authentiques, rapportés dans divers ouvrages d'auteurs anciens et modernes, et qui prouvent que, dans tous les temps, les inhumations précipitées ont fait périr d'innombrables victimes. D'ailleurs, tout le monde sait, par la voie des journaux, que, depuis quelques années, ces faits se multiplient faute de lois sur cette importante matière. Et quel est l'homme, pour peu qu'il réfléchisse sur tout ce que nous avons dit jusqu'ici, qui n'élève la voix en faveur de la triste humanité. Ne perdons jamais de vue le fait suivant, cité dans l'ouvrage de l'illustre anatomiste dont nous venons de parler, qui lui avait été rapporté par Bernard, chirurgien de Paris, qui en avait été le témoin oculaire ; il concerne un religieux de Saint-François du couvent de la Réole, qui, à la suite d'accidents courts et violents, présenta tous les signes de la mort et fut enterré. Sur la nouvelle de sa mort, un de ses amis écrivit tout de suite pour prévenir qu'il était sujet à des attaques de catalepsie (1). D'après cet avis, on ouvrit le tombeau pour l'exhumer et l'examiner ; on le trouva encore vivant, s'étant rongé les mains à l'endroit où elles étaient liées, quoiqu'il y eût déjà trois ou quatre jours qu'il était enterré ; on le tira du tombeau, mais à peine en fut-il sorti, qu'il expira. Il fut dressé procès-verbal de ce fait par la justice du lieu.

La léthargie, l'apoplexie, la catalepsie, l'asphyxie,

(1) On doit sentir, par-là, toute l'importance des renseignements dans les cas de mort récente ou douteuse.

la suffocation présentent souvent toutes les apparences d'une mort certaine. Dans la *lipothimie*, ou défaillance complète, dont le siége est au cœur, la circulation est suspendue, la peau décolorée, les mouvements musculaires sont suspendus, on n'entend plus, et cependant on conserve encore le souvenir.

Décoloration, frigidité, signes équivoques et trompeurs de l'absence de la vie ; l'insensibilité même aux piqûres, coupures, brûlures, n'est souvent qu'un indice incertain. La sensibilité peut s'être réfugiée au cerveau, où l'on ne saurait l'y découvrir, ou au cœur, que l'on ne peut atteindre sans donner la mort. Que faire donc dans cette incertitude? Quand tous les moyens dictés par la raison et l'humanité ont été employés, c'est d'attendre la preuve irréfragable du décès, laquelle ne résulte que de la *décomposition*.

La putréfaction seule ne suffit pas, car elle peut être produite par certains ulcères d'où émane une odeur cadavéreuse capable d'induire en erreur. C'est donc un devoir sacré, avant d'ensevelir un corps, d'attendre qu'il soit réduit à un état où la mort ne puisse plus être douteuse, et qui est indiqué par des taches livides qui paraissent sur la peau du sujet, d'où il s'exhale une odeur fétide, cadavéreuse, qui lui est propre et qu'on distingue fort aisément (1).

Nous devons dire ici que l'on doit considérer la mort récente comme une léthargie, puisque l'unique moyen de la constater infailliblement est la putréfaction. Disons encore qu'on s'abstiendra de fermer la bouche ,

(1) L'époque la plus ordinaire de la putréfaction, ou d'un très grand changement dans le visage, arrive vers la fin du troisième ou le commencement du quatrième jour. Au surplus, le caractère de la maladie, le tempérament du sujet et diverses circonstances prolongent ou abrégent plus ou moins le temps de cette décomposition.

les narines ou autres cavités à l'individu qui vient de rendre le dernier soupir ; qu'on ne l'arrachera point de son lit pour le mettre sur une paillasse enveloppé dans un drap, la tête couverte. Qui ne sent le danger de mettre aussitôt le corps sur la paille ou à terre, où bientôt sa chaleur se dissipe? Qui ne sait que le froid hâte la raideur et l'immobilité des membres au dehors, et qu'il forme au dedans des concrétions d'humeurs qui détruisent la vie, dans des cas très-communs, et qui, dans celui dont on parle, en empêchent le retour à plus forte raison ! Ce danger, déjà si grand, s'accroît encore lorsqu'on tamponne en quelque sorte la bouche, l'anus et toute autre ouverture des morts. Il faut donc une défense expresse à ce sujet. Mais l'avarice, qui s'étend à tout, s'écrie : les matelas gâtés perdront de leur prix : doit-on en tenir compte, puisque c'est souvent par différentes évacuations que la vie peut reparaître chez les mourants et les morts, comme la santé chez les malades? Mettrons-nous de même ceux-ci sur une paillasse, supprimerons-nous des crises salutaires sous le prétexte de quelques dépenses de blanchissage, etc.? Et pour ce qui est du cercueil fermé, nous l'avons dit, quel homme en pleine santé ne succomberait enfin dans une situation qui l'étouffe! Il faut de même s'abstenir d'entourer les trépassés de cierges allumés, de vases funèbres, de tout appareil funéraire. En supposant que le décès ne fût point réel, et que grâces à ces pratiques barbares le malheureux ne fût point étouffé, de quelle épouvante ne serait-il pas saisi si, en reprenant connaissance, il se voyait dans cet état.

Enfin, nous conjurons tout ceux qui s'intéressent à l'humanité, de vouloir bien réfléchir que les devoirs envers les mourants et les morts qu'on s'efforce de montrer ici, dérivent des mêmes principes que les devoirs envers ceux qui sont en pleine vie ; de ces principes communs et immuables qui concourent à resserrer les liens de la société , à soutenir les mœurs , et avec elles le bonheur et la durée des nations.

Tous généralement doivent par conséquent , je ne dis pas tolérer, mais désirer le rétablissement de l'ancien usage ; ne dût-on, sur un million d'hommes , ne sauver par là qu'un petit nombre d'individus par année, ou garantir quelques autres du sort cruel d'être enterrés tout en vie , genre de tourment si terrible , qu'on ne conçoit pas qu'il ait pu être inventé, ordonné que par le plus barbare tyran. Plus vous craignez la mort, plus vous devez applaudir à de louables desseins qui peuvent (surtout si l'autorité souveraine leur donne force de loi) ou retarder votre fin, ou vous la rendre du moins aussi douce qu'elle l'est dans la marche de la nature. Réclamons donc tous ensemble le droit de la première des propriétés , de celle qui nous intéresse tant, de cette vie que nous tenons immédiatement de l'Etre suprême, et qui est absolument indépendante des sociétés : réclamons cet autre privilége, sacré dans tout citoyen , de n'être point puni par d'horribles supplices qu'il n'a pas mérités et dont la durée n'est pas même fixée.

Si l'exposition seule est capable de faire reconnaître une vie cachée sous les apparences de la mort, espérons que les hommes éclairés, qui nous gouvernent , réfléchiront sérieusement sur le contenu de ce recueil, et qu'ils s'empresseront d'accomplir , envers l'humanité, une mission sainte, grande et généreuse, qui leur attirera les bénédictions de leur siècle et les éloges de la postérité.

CHAPITRE VI.

RÉFLEXIONS SUR LA MORT.

De la religion, de la philosophie,
Le chef-d'œuvre et le but, le triomphe et l'effort,
C'est moins d'approfondir l'étude de la vie,
Que de préparer l'homme à celle de la mort.

La mort est la cessation complète de l'action des organes, et la séparation de l'âme d'avec le corps. Les indices de la vie disparaissent, le mouvement s'arrête, la chaleur s'éteint. Tout est fini pour l'homme sur cette terre, que la religion nomme, avec raison, *une vallée de larmes.*

En effet, il suffit d'exister pour être assujéti aux souffrances et à la mort, qui, comme la naissance, est un mystère de la nature.

Si de tous les événements la mort est le seul qui soit certain; si la destinée où la mort nous place doit rester éternelle; si cette vie n'est qu'un moment en comparaison de l'éternité, et que l'éternité nous appartienne aussi certainement que l'heure présente, si toutes ces vérités sont aussi claires que le jour, qu'il est malheureux celui que le temps surprend par une mort à la fois lente et subite! Qu'il est terrible d'être encore supris après tant d'années pour prévoir! Mais de toutes nos erreurs, la plus étrange c'est que nous ne croyons jamais avoir vécu. Le temps dont nous pouvons disposer, nous l'abandonnons à la folie; celui qui est encore dans les mains du destin, nous l'assignons à la sagesse. Tant que nous sommes jeunes et pleins de vie, nous nous reposons fièrement sur le présent, sans aucune inquiétude de l'avenir. A trente ans l'homme soupçonne qu'il pourrait bien agir en insensé : il en est convaincu à quarante, et réforme son plan : à cinquante, il se reproche ses délais honteux ; et son projet d'être sage devient enfin une résolution arrêtée ; il la renouvelle encore... C'est demain qu'il l'exécute... Il meurt toujours le même. Ainsi le délai nous vole le temps, année par année, jusqu'à ce qu'elles soient épuisées ; et nous ne nous laissons qu'un moment pour les grands intérêts de l'éternité.

Mortel insensé, envelopperas-tu ton âme du doux manteau de la sécurité, parce que tu ignores le moment où la mort doit te détruire? C'est son incertitude même qui la rend dangereuse ; n'imite pas la foule des hommes qui abusent de toute leur vie, parce que le terme leur en est caché.

Il n'a point vécu de mortel qui n'ait avoué en mourant, à l'heure fatale où l'homme ne ment plus, que tout ce qui l'avait charmé n'était que peine et vanité ; pense comme les mourants, laisse aux amateurs du monde leurs vaines bagatelles et cette joie frivole qui leur prépare d'éternelles douleurs. Quand les hochets de la vie s'échappent de nos mains défaillantes, il ne faut plus rien espérer des sens ; il est temps de creuser dans son âme, d'y puiser des plaisirs plus nobles, et d'exercer ses facultés sur des objets immortels. Ce n'est plus dans le présent, c'est au-delà du tombeau qu'il faut chercher le bonheur.

Tout grand homme, en son sein, porte la noble envie
D'étendre sa mémoire au delà de sa vie ;

Et son regard perçant dans la nuit des tombeaux,
De l'immortalité voit luire les flambeaux.

Heureux l'homme qui, dégoûté des plaisirs factices d'un monde tumultueux et de tous ces vains objets qui s'interposent entre notre âme et la vérité, s'enfonce par choix sous l'ombre silencieuse des cyprès, visite les voûtes sépulcrales que le flambeau du trépas éclaire, lit les épitaphes des morts et se plaît au milieu des tombeaux ! Ce sombre empire, où la mort est assise au milieu des ruines, offre un asile paisible où l'âme doit entrer souvent et promener ses pensées solitaires. Que l'air qu'on y respire est salutaire à la vérité et funeste à l'orgueil ! O mon âme ! entrons sans effroi ; c'est ici que naissent ces pensées consolantes dont l'homme a tant de besoin sur la terre ; pesons-y la vie et la mort, et cueillons sur les tombeaux la palme des grandes âmes.

Que de graves réflexions occupent mon esprit à l'aspect de cette terre, en apparence sauvage, inculte, épouvantable ! Oui, je trouve plus de sujets de penser et de m'instruire devant un sépulcre que dans les plus beaux livres. Les livres m'apprennent que nos plaisirs sur cette terre sont d'une courte durée ; la terre me le montre dans la mort. Les livres répètent que la beauté est fragile, la santé un bien peu durable, la jeunesse un bouclier impuissant contre les coups du trépas, et le tombeau me crie d'une voix imposante et terrible : venez, et voyez s'il vous est possible de compter sur un instant de vie. Voyez terrassées dans mon sein la beauté, la santé, la jeunesse : on les croyait un rempart certain contre la mort, elle l'a renversée, elles sont vaincues. Les livres nous avertissent de ce qui doit être, et la tombe nous montre ce qui est.

O enfants des hommes! au milieu de la vie, vous êtes dans la mort; nul ne peut échapper à ses coups. Rapide comme la foudre, le trait nous atteint et nous renverse en un clin d'œil. Il n'est point d'autre sûreté que d'être toujours prêts : nul ne peut deviner la victime qui sera frappée la première ; car, à l'heure que vous n'y penserez pas..., vous serez précipité dans le sépulcre. O avertissement terrible! il me semble l'entendre retentir comme un tonnerre de tombe en tombe, et répétant aux mortels avec Horace :

Omnem crede diem tibi deluxisse supremum.
Croyez que chaque jour est pour vous le dernier.

Mortels, ne craignez point de venir méditer sur les tombeaux; ils sont l'école où le plus grand des maîtres a placé la chaire dans laquelle il vous apprend à bien vivre.

Avec quel respect on s'approche des sépulcres qu'une croix distingue. Quelle place plus digne ce signe auguste peut-il occuper après les autels, que ces tombes où reposent ceux qui furent arrosés du sang du Christ, de ce fils bien-aimé, de ce puissant médiateur entre Dieu et l'homme? Combien tu rends vénérables et précieux ces restes humains, si misérables aux yeux du matérialiste qui n'y voit que de vains ossements, et une boue dégoûtante qui doit se confondre pour toujours avec cette terre destinée au néant comme elle le fut à la création.

O empire admirable et tout puissant de la religion sur les esprits et sur les cœurs! Quelles douces et sublimes larmes elle fait répandre sur ce sépulcre que le sophiste contemple d'un air fier et dédaigneux. Combien une tombe portant le symbole de la croix présente un caractère plus sublime et plus auguste que celle où l'on n'apprend rien sur la croyance du mortel dont elle découvre la dépouille.

Oui, la vie a vaincu la mort dans tous ceux qui croient à l'immortalité de l'âme. Ceux qu'ils aiment n'ont pas cessé d'exister lors même que leurs dépouilles sacrées sont ensevelies dans la nuit du tombeau. Il ne reste pas d'eux un vain souvenir, mais la plus noble partie d'eux-mêmes vit encore; leurs cœurs entendent notre voix, leurs esprits contemplent nos larmes, ils écoutent nos soupirs, ils peuvent être soulagés de l'expiation de leurs fautes par nos ardentes prières; un tendre respect et d'amour s'établit entre le ciel et la terre.

O mort! que je sens de plaisir à songer à toi! C'est toi qui inspires à l'homme les plus nobles pensées, et lui conseilles la vertu; tu es la libératrice qui l'affranchit de ses fers, qui le récompense et qui le couronne. Tu es le terme de toutes ses peines, tu fais naître une joie dont le sentiment est éternel dans l'âme, et dont la source est dans le sein de son Créateur.

Hélas! tandis que je médite ici, un infortuné, dit-on, vient d'être tué par un coup du hasard.

Un coup du hasard! mortels aveugles, ce coup est parti d'une main bien sûre, mais invisible; c'est Dieu qui conduit ce que vous appelez hasard, rien n'arrive par l'effet d'une aveugle fatalité; il n'est point d'événement que n'ait prévu, que n'ait fait naître la sagesse éternelle; l'accident qui nous semble fortuit n'est que l'agent de ses décrets suprêmes. Un homme bande l'arc et tire une flèche à l'aventure, disait le monarque impie qui en fut atteint et blessé à mort; il le croyait, il se trompait. Dans ce moment une foule de mortels périssent d'une mort aussi tragique. Un homme se lève d'une table de jeu ; il tombe dans la nuit de la mort. Cette jeune personne se livrait à la joie dans un bal brillant; sa gaîté, son esprit, animaient l'assemblée ; ses grâces et sa parure enchantaient tous les yeux: aujourd'hui pâle et défigurée, son corps sans mouvement est étendu dans un cercueil et va grossir la poussière des morts... Cet autre ne vivait que dans l'espoir de jouir du palais qu'il venait de faire construire, impatient de s'y voir établi, il hâtait la fin de l'ouvrage : il n'en jouira pas une heure! le plus beau jour en éclaire les superbes appartements; mais les yeux du maître sont déjà fermés et couverts dans une nuit éternelle. L'un sans vie tombe de son siége et ne répond plus aux cris de ses parents consternés. L'autre expire sous l'arbre même où il était venu se reposer, et jouir de la vue d'un paysage agréable. D'autres sont frappés retournant pleins d'impatience et de joie dans leur patrie, qu'ils ne reverront plus. Ceux-là sont arrêtés avec le gain de l'injustice entre les mains ; ceux-ci dans l'acte même de la débauche ou de la cruauté.

Ah! quelle foule de dangers et d'écueils imprévus, inévitables, assiégent notre frèle existence! un coursier fougueux renverse son cavalier et l'écrase sur la pierre, un édifice s'écroule et ensevelit les passants sous ses ruines ; une ardoise fatale se détache du toit, tombe et nous tue ; l'atôme le plus léger peut détruire la constitution la plus robuste. Que dis-je? la mort est dans l'air que nous respirons, dans l'aliment qui nous nourrit, dans le sang qui nous anime ; le repos nous est mortel comme le travail; nous périssons d'abondance comme de besoin ; partout la mort s'insinue et circule même dans les sources de la vie.

La plupart des hommes vivent comme s'ils ne devaient jamais mourir ; ils s'alarment pourtant lorsque la mort frappe près d'eux quelque coup inattendu, leurs cœurs sont dans l'effroi ; mais ils oublient que la foudre est tombée, dès que ses feux sont éteints. La trace du vol des oiseaux dans les airs, et le sillon du vaisseau dans les ondes, ne s'effacent pas plus tôt que la pensée de la mort dans leurs cœurs. Ils l'ensevelissent dans le tombeau même où ils enferment leurs amis ; elle s'y perd avec les larmes dont ils ont arrosé leurs cendres.

> De l'oubli de la mort notre faiblesse est née.
> Homme, dans cet oubli, tremble d'avoir vécu !
> Débiteur de la tombe, apprends ta destinée :
> Il te reste un moment, qu'il soit pour la vertu !

Si nous avançons dans cette théorie lugubre, nous sommes amenés à reconnaître que la vie peut se terminer de deux manières : par la mort naturelle ou par la mort prématurée (1).

La première est la suite inévitable de l'affaiblissement graduel et progressif des forces vitales que chaque être apporte en naissant. Ces forces varient dans chaque individu, et leur extinction totale s'effectue ordinairement chez l'homme parvenu à un âge avancé ; mais cette époque est plus ou moins retardée selon la manière dont il a vécu. On ne peut douter que les excès, provocateurs de la maladie, n'abrégent considérablement l'existence.

Les centenaires, ou ceux qui dépassent de beaucoup les bornes ordinaires de la vie, jouissent communément d'une vieillesse heureuse et paisible. Ils s'étei-

(1) Je ne parle point ici de la mort volontaire, ni de celle occasionnée par un accident fortuit de quelque nature qu'il puisse être.

gnent doucement, ayant conservé jusqu'au dernier soupir leurs facultés intellectuelles. L'on peut dire que c'est la matière seule qui meurt; que l'intelligence et l'esprit lui survivent. Pensée consolante, qui semble enlever à la mort ce cortége d'horreur dont on l'environne, et la rend semblable à un sommeil bienfaisant auquel on se laisse aller sans crainte, après une longue veille ou de grandes fatigues. Quand l'homme meurt ainsi dans une extrême vieillesse, les regrets que sa perte fait naître dans le cœur de ses proches, de ses amis, de ses enfants, sont sans doute bien vifs et bien sincères ; mais on se dit que les décrets de la Providence l'avaient ainsi arrêté, et que nul effort humain ne pouvait y mettre obstacle. C'est alors et seulement alors que l'on peut dire avec certitude, de celui qui n'est plus : *son heure était venue.*

Il en est bien autrement de la mort prématurée. Celle-ci est le résultat de la souffrance et de la maladie; elle surprend l'homme encore dans toute la vigueur de l'âge, l'attaque, le terrasse, et lui arrache violemment une vie à peine commencée.

Cette mort atteint l'homme à toutes les époques de son existence. Dès le moment qu'il a reçu la lumière, elle peut lui être ravie, et ce danger est celui de tous les jours, de tous les instants de sa vie.

Tantôt c'est un enfant enlevé à sa mère ; tantôt c'est un père, une mère, jeunes encore, enlevés à leurs enfants. Ah! c'est alors que les regrets sont amers et que la douleur est inconsolable.

La médecine, qui ne peut rien contre la mort naturelle (car il n'est pas de remède à la vieillesse), dirige toute sa puissance d'action contre la mort prématurée, mais ses efforts sont souvent impuissants.

L'enfant a bientôt succombé aux atteintes du mal. Cette jeune plante, encore à son aurore, et que le moindre souffle fait plier, ne peut résister au souffle impétueux de la mort. Les soins les plus tendres, les secours les plus assidus lui sont prodigués, mais c'est en vain; ses membres délicats, qui n'ont encore pris qu'un faible accroissement, son bientôt privés de mouvement; ses yeux languissants perdent leur vivacité et deviennent ternes; l'action de ses organes diminue; des gémissements et des cris témoignent les souffrances intérieures qu'il éprouve; bientôt les cris et les gémissements ont cessé; son pouls s'affaiblit, la chaleur de son corps s'éteint par degrés, ses yeux se ferment... il expire!

Que cette mort est calme et paisible, comparée à celle qui vient surprendre l'homme parvenu à l'entier développement de son organisation physique. La santé brille sur ses traits, la force de sa constitution, la vigueur de son tempérament semblent lui assurer une longue carrière. Une maladie cruelle, que l'on croit spontanée, se déclare; sa force, sa vigueur ne servent qu'à rendre plus opiniâtre, plus terrible la lutte qui éclate entre la vie et la mort, et dont son corps devient le théâtre. Le spectacle que présente ce combat à outrance est affreux; il remplit l'âme de sensations, qu'elle ne peut supporter sans défaillir. J'ai promis de peindre la mort, et je recule devant l'accomplissement de cette tâche. Ma plume se refuse à décrire les angoisses, les convulsions, le délire qui s'emparent du malade. Ses traits se décomposent, ses membres se raidissent avec effort; ses yeux égarés cherchent en vain la lumière qui leur échappe. Enfin, la hideuse image de cette longue résistance de la vie contre la mort, que l'on nomme l'*agonie;* et ce râle que l'on ne peut entendre sans frémissement d'horreur et d'effroi ! Voilà quelle est la fin cruelle de cet infortuné ; et combien une telle mort est plus déplorable si cet infortuné est époux et père.

Ah! qui peindra la douleur de cette malheureuse épouse ! Rien ne peut l'éloigner de celui auquel elle était unie depuis un si petit nombre d'années. Elle inonde de ses larmes ce visage pâle et défiguré, couvert d'une froide sueur ; elle serre convulsivement cette main chérie qui se refroidit et se glace entre ses mains tremblantes. On lui parle de consolation : en est-il pour elle? On lui montre ses enfants, qui, trop jeunes encore pour comprendre le malheur, pleurent en voyant pleurer leur mère, De grosses larmes s'échappent de leurs yeux et roulent sur leurs joues fraîches et vermeilles. Dans cet instant funeste, la tendre mère ne voit que son époux mort, n'entend que la voix de la douleur et de la désolation. On veut l'entraîner loin de ce spectacle qui la tue ; ses forces l'abandonnent, ses genoux fléchissent..... on l'emporte évanouie et presque mourante !

La douleur de cette tendre épouse est bien naturelle, bien légitime. Eh ! qui pourrait ne pas la partager ! Chaque jour des événements aussi désastreux ont lieu autour de nous et menacent de nous atteindre

Avant de terminer cet affligeant tableau, remontons aux sources d'où coulent souvent les larmes qu'on verse sur la tombe des morts ; elles n'ont pas toutes la même cause. Il est des âmes sensibles à qui la douleur se communique en un instant ; les larmes s'amassent dans leur cœur, le gonflent et s'en échappent comme un torrent : ceux-là pleurent pour soulager leur douleur (1) ; d'autres pleurent pour la montrer ; ils s'attristent pour nous prouver qu'il est quelque chose qu'ils peuvent aimer ; il est des cœurs durs qui ont besoin de s'exhorter à pleurer, et ils ne peuvent s'attendrir sans témoins ; mais que leurs yeux rencontrent des témoins, il en sort aussitôt une abondance de pleurs. L'amour-propre verse aussi des larmes, on en voit qui s'affligent avec art, pour s'associer à la renommée du mort : *c'était un si grand homme, il était tant ami.* Enfin, la douleur a aussi ses hypocrites, qui jouent la tristesse et l'arrangement sur leur visage imposteur, comme un voile décent pour cacher leur secrète joie. Quelques-uns cependant, les yeux attachés sur le cercueil, s'y voient comme à la place du mort, l'oublient pour se pleurer eux-mêmes, en célébrant d'avance leurs propres funérailles.

O des humains, funeste négligence !
Nous attendons l'avenir incertain ;
Au repentir, Dieu promet l'indulgence,
Mais promet-il aussi le lendemain ?

Homme, ose désormais compter sur la vie. Hélas dans le monde entier que trouverons-nous qui nous attache à elle ? Non, non, le monde et ses plaisirs imposteurs ne m'en imposent plus ; ce n'est que dans la

(1) Un homme riche, mais bienfaisant, tomba malade et il mourut. Ses héritiers, quoique fort avides et très avares, crurent qu'ils ne pouvaient se dispenser de faire de magnifiques funérailles à leur parent. Ils ordonnèrent donc de superbes obsèques. Pendant qu'ils suivaient la pompe funèbre, ils aperçurent un jeune homme vêtu très simplement, et qui pleurait beaucoup. Alors l'un des héritiers lui demanda : Qui êtes-vous ? Le jeune homme répondit : je m'appelle Philippe. — Votre nom n'est pas sur la liste des invités ? — Je le sais bien, dit le jeune homme ; l'intérêt ne me conduit pas ici ; la reconnaissance me guide... J'ai perdu mon bienfaiteur !

tristesse qu'on sait les apprécier. Comme la vie s'écoule devant moi ! Je vois les hommes tomber comme les feuilles de l'automne. Ah ! c'est maintenant que je sors de l'enchantement ; je connais enfin les avis salutaires que la mort fait retentir à mon oreille, et que j'avais négligés.

Et pourquoi frémir à la pensée de la mort ? Ce passage n'est point aussi terrible que nous nous l'imaginons ; nous nous en formons un fantôme, et nous lui donnons des traits menaçants : victime de sa folle imagination, l'homme se figure une mort qui n'est point celle que la nature a faite, et par la crainte d'une seule il en éprouve mille. Ecartons d'une main courageuse ces simulacres trompeurs ; quand la mort serait aussi effroyable, aussi hideuse que nous la peignons, qu'a donc le vieillard tant à craindre d'elle ? Ne devrait-il pas, si les années le rendaient sage, courir au-devant d'elle et lui demander un asile dans ses obscures demeures ? La vie a-t-elle donc tant d'attrait ? Nos chants ne sont-ils que des chants de joie ? Ah ! si l'homme arrêtait sa pensée sur ces tristes objets qui nous environnent, en voyant la vanité de ce monde, les vices des hommes, les faiblesses de la vertu, les erreurs du sage même, les maux sans cesse naissants, les biens toujours imparfaits ; comment pouvons-nous nous attacher à ce rocher sauvage, stérile en biens, hérissé de maux, dont le sommet se couvre d'orages à toutes les heures, et sous lesquels s'ouvre un gouffre dévorant, fameux par tant de naufrages ?

Vivre toujours ici ! et pourquoi ? Pour ne voir que ce qu'on a vu, passer et repasser cent fois sur les mêmes traces semées d'épines. Et combien de fois, dans les transports même du plaisir, sommes-nous tentés de demander : n'est-ce donc que cela, et n'y a-t-il rien de plus? La vie est si courte, et le plaisir meurt encore avant elle! Le malheur de vieillir vient encore aggraver tous les autres; le goût est usé, les sens sont morts; les ressorts de la machine décrépite se démontent ; le vieillard prend sa coupe d'une main tremblante et craint qu'à chaque instant la mort ne vienne l'arracher. La vie n'est plus qu'un champ épuisé qui ne produit que des ronces. Ainsi les plaisirs se détachent de l'homme, s'envolent, et laissent le malheureux affamé dans une solitude aride, au milieu d'une nuit totale. Heureux celui qui peut alors se promettre l'approbation du Juge suprême au moment où l'âme, forcée d'abandonner sa dépouille, quitte le triste théâtre de la vie !

Ce temps est venu pour moi; le monde que j'habitais n'est plus; un nouveau succède où règnent de nouveaux usages; une jeune troupe d'acteurs étrangers arrive sur la scène pour m'en chasser, et pour se divertir de moi. Bénie soit à jamais la main divine qui m'a conduit dans cette solitude, et sous l'abri de cette humble chaumière où j'ai trouvé le doux repos de mon âme ! Le monde est un vaisseau flottant sur des mers orageuses ; on le regarde avec plaisir, mais on ne l'aborde qu'avec péril. Ici en sûreté, j'apprends à combattre contre les terreurs de la mort. Comme un berger solitaire et paisible, appuyé sur sa houlette, considère les campagnes et les objets divers qui sont sous ses yeux, ainsi je considère moi-même le monde dans ma solitude, et je vois de toutes parts les hommes s'empresser, se fatiguer à courir après la fortune, les biens, les honneurs, les chimères de la vie, devenir souvent la victime et la proie l'un de l'autre, jusqu'à ce que le trépas, cet avide gouffre ; vienne les engloutir tous, et les précipiter dans l'abîme.

Pourquoi tant de fatigues pour des triomphes si courts? La fortune des riches, la gloire des héros, la majesté des rois, tout finit par *ci-gît :* des douleurs à souffrir, des biens à laisser, tel est l'inventaire de la vie ; et la poussière, réduite en poussière, est le terme de toutes les grandeurs.

Quelle fureur vous possède, vous qui voulez mourir riches? O mes contemporains! chancelants sur le bord du tombeau, nous verra-t-on, comme ces arbres décrépits, pousser encore plus profondément nos viles racines sur ce sol malheureux? Nos mains avides et ridées seront-elles toujours ouvertes pour saisir des fantômes qui fuient? L'homme a besoin de si peu et pour si peu de temps. C'est bien assez, triste vieillard, d'avoir vécu au milieu des orages ; va du moins mourir à l'abri du port. Tu devrais fuir les témoins, et cacher dans l'ombre de la retraite la décadence de ta raison et les ruines de ton être. Que ne vas-tu rêver en silence et promener tes pas solitaires au fond du sombre rivage, d'où tu dois bientôt t'embarquer sur une mer inconnue. Enrichis ton âme, amasse une abondante provision de vertus, et attends en paix le vent qui doit te lancer dans des mondes éloignés, qui paraîtront nouveaux à l'homme qui ne sera pas accoutumé à les reconnaître de loin par la pensée.

O grand Dieu! toi dont la balance pèse les montagnes, dont le souffle peut changer l'Océan des eaux en Océan de feu, le plus faible enfant de la terre, tremblant et prosterné, tombe à tes pieds, et implore ta clémence! Ah! daigne commander aux vents d'emporter et d'ensevelir mes fautes et tout le passé dans l'abime de l'oubli. Fais que je voie toujours ton pouvoir et ma faiblesse ; que mon âme te soit dévouée tout entière; que mon cœur s'enflamme pour secourir les malheureux ; que le volume où ta sagesse a dicté ses leçons soit toujours ouvert devant mes yeux ; que tous les objets de la nature rappellent à mon âme le souvenir de son auteur ; que dans toutes les scènes variées de la vie, dans le repos de la paix, dans les agitations des revers, au milieu de l'abondance des trésors ou des horreurs de l'indigence, ta gloire soit toujours le terme de mes pensées et le but de mes démarches. Fais que, toujours levé avec l'aurore, j'ouvre, par la prière, et te consacre le jour naissant ; que mon âme, à son réveil, entonne ta louange ; qu'elle s'élève par degrés dans les cieux avec l'astre qui nous éclaire, et que tous mes hommages ne finissent pas encore après qu'il a disparu ; que la nuit même m'entretienne de ta grandeur ; que tes astres, s'élevant sur nos têtes, portent dans mon âme une clarté paisible.

O toi qui peux mettre un frein à la fureur des flots, apaise les transports et le trouble de mes sens ! Enseigne-moi à opposer une fermeté toujours égale aux attraits du plaisir et aux assauts du malheur ; sois toujours l'objet de mes désirs ; entretiens dans mon âme le feu sacré de la religion ; soutiens-la dans l'espérance ; fais-lui sentir le prix que ta main a caché dans le sein de l'éternité ! Qu'au grand jour des récompenses je voie, sans frayeur, le livre fatal s'ouvrir, et que, porté dans le séjour du bonheur, je mêle ma voix reconnaissante aux concerts éternels des Anges.

BIBLIOTHÈQUE NATIONALE R.F.

TABLE DES MATIÈRES.

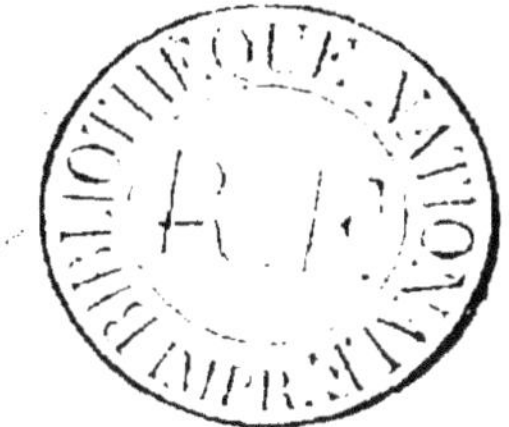

—

Paris. — Imprimerie Lacour et C., rue Soufflot, 16.

www.ingramcontent.com/pod-product-compliance
Ingram Content Group UK Ltd.
Pitfield, Milton Keynes, MK11 3LW, UK
UKHW020344180726
13839UKWH00002B/898